JN297524

60歳からの脳トレ

もの忘れ、
認知症にならない

四字熟語
ことわざ
思い出しテスト

ど忘れ現象を防ぐ会 編

楽しみながら
全982問

コスモ21

奥深い日本語を、楽しみながら思い出してみよう

——はじめに

この頃、もの忘れ、ど忘れが……そう感じることがありませんか？

若い頃に比べて年を重ねると記憶力が衰えてくるのは自然のことなのですが、そのまま放置して、「あれあれ！　えーと？」ですませてばかりいると、脳はすっかりさびついてしまいます。

そうなる前に、日常的に脳を楽しく働かせて活性化を図りましょう。

最近の脳の研究で、「思い出そう」とすることが、脳の活性化にとても役立つことがわかっています。また、書くこと、反復することが記憶の定着に効果的であることもわかっています。

楽しみながら、それらができれば、こんなにいいことはありません。そんな思いからスタートしたのが、『思い出しテスト』のシリーズです。有り難いことに多くの読者から支持され、今や大ベストセラーシリーズになりました。

本書では、日頃目にし耳にする、「ことわざ・慣用句、熟語」を集めました。

ことわざと慣用句の章では、どんな文字が入ると完成なのかを思い出してみましょう。知らない言葉も出てくるかもしれませんが、そこは推理を働かせてトライしてみてください。

熟語の「読めますか？」「書けますか？」のテストでは、別の紙を用意して書き出してみましょう。難しくても、簡単だと思っても「どうだったかな？」と考えることが、脳のトレーニングになります。

解答は次のページにあります。自己採点もぜひやりましょう。そして、できれば1週間後くらいに再チャレンジしてみてください。

きっと正解が増え、また解答のスピードが速くなっているはず。1週間前の脳より若返っていることを実感できることでしょう。

普段の会話でも自然に語彙《ごい》が豊富になっていること間違いなしです。

楽しみながら認知症予防――さあ、気になる章からスタート！

ど忘れ現象を防ぐ会

もの忘れ、認知症にならない　**四字熟語・ことわざ 思い出しテスト ◎ もくじ**

第1章

なかなか思い出せない【ことわざ・慣用句】全128問

第2章

簡単なのに読めますか、書けますか?
【二字熟語】全258問

第3章

知っていて当然
【三字熟語】全256問

第4章

いつも使っているのに意外と出てこない【四字熟語】全340問

カバーデザイン●オリーブ・グリーン／本文デザイン●鈴木 充
製作協力●河野久美子／企画編集協力●オフィス朋友

第1章

なかなか思い出せない

【ことわざ・慣用句】

全128問

◎短い言葉の中で真理をズバリ言い当てている「ことわざや慣用句」。いろいろな場面で見聞きし、手紙文などで実際に使ってきたであろう言葉の数々を思い出し、□に漢字を入れてみましょう。

◎この章の□に入る文字は漢字で答えられなくても正解とします。

◎問題は五十音順に並んでいます。各問題の次ページに解答と「ことわざ・慣用句」の意味解説を記しています。

◉自己採点しましょう

- ▷ 100 問正解 ……★★★【大変よくできました】
- ▷ 75 問正解 ……★★☆【よくできました】
- ▷ 50 問正解 ……★☆☆【もう少し頑張りましょう】

▽人生、生き方の機微を示す言葉……その①

①
□銭身につかず

②
□の祭り

③
□ずるより□むが易し

④
□うは易く□なうは難し

⑤
□者の□養生

⑥
□食足りて礼節を□る

⑦
急がば□れ

⑧
□□先は闇

①
悪《あく》銭《せん》身《み》につかず

不正で儲《もう》けたお金はいつの間にか使ってしまい、残ることがない、という戒《いまし》めの言葉。

②
後《あと》の祭《まつ》り

物事が手遅れになることのたとえ。祭りがすめば山車《だし》は役に立たないことからいう。

③
案《あん》ずるより産《う》(生)むが易《やす》し

事前にあれこれと心配していても仕方がない、実際はたやすいこともあるという意味。

④
言《い》うは易《やす》く行《おこ》なうは難《がた》し

口で言うのは簡単だが、実行するのは難《むずか》しいという意味。

⑤
医《い》者《しゃ》の不《ふ》養生《ようじょう》

他人には立派なことを説いていても、自分では実行しない人を指す言葉。

⑥
衣《い》食《しょく》足《た》りて礼節《れいせつ》を知《し》る

人は生活に困らなくなって、初めて礼儀正しい振る舞いができる。

⑦
急《いそ》がば回《まわ》れ

危険な近道を行くよりも、遠くて多少手間がかかっても、安全策をとったほうが上手くいく。

⑧
一寸《いっすん》先《さき》は闇《やみ》

未来を予測することはできないという意味。多くは好調が続かないという意味で使われる。

▽人生、生き方の機微を示す言葉……その②

① 嘘も□便

② □は異なもの□なもの

③ 思い□ったが□日

④ □問に□道なし

⑤ □って兜の□を締めよ

⑥ 彼も□なり我も□なり

⑦ 可愛さ□って□さ百倍

⑧ 窮すれば□ず

①
嘘《うそ》も方便《ほうべん》
方便とは仏教で、仏が衆生を救済する手段のこと。時に嘘をつく必要があるということ。

②
縁《えん》は異《い》なもの味《あじ》なもの
男女の結び付きはどこで起こるかわからない不思議なものである。

③
思《おも》い立《た》ったが吉日《きちじつ》
何かをしようとしたら、暦の吉日を待たずにすぐに始めるほうがよいという意味。

④
学問《がくもん》に王道《おうどう》なし
学問には安易な方法や近道はないという意味。古代ギリシャの逸話に由来する言葉。

⑤
勝《か》って兜《かぶと》の緒《お》を締《し》めよ
成功しても気を緩めることなく、用心深くあらねばならないという戒めの言葉。

⑥
彼《かれ》も人《ひと》なり我《われ》も人《ひと》なり
皆同じ人間なのだから、他人ができて、自分ができないことはないという意味。

⑦
可愛《かわい》さ余《あま》って憎《にく》さ百倍《ひゃくばい》
好きであった人を嫌いになると、その嫌い方が尋常《じんじょう》ではなくなるという意味。

⑧
窮《きゅう》すれば通《つう》ず
行き詰ってどうにもならない状況でも、必ず活路を見出すことができると諭《さと》す言葉。

▽人生、生き方の機微を示す言葉……その③

① □は禍（災い）の門	③ 芸は□を助ける	⑤ 後悔□に□たず	⑦ 先んずれば□を制す
② 君子□うきに近寄らず	④ 光陰□のごとし	⑥ □に入っては□に従う	⑧ 去る者は日々に□し

①
口《くち》は禍《わざわい》(災い)の門《もん》
うっかり言ったことが、思わぬ災害を招くことがあるので、気をつけよという戒め。

②
君子《くんし》危《あや》うきに近寄《ちかよ》らず
君子とは人格者のこと。徳のある人は自分の行動を慎み危険なことはせず近づかないという教え。

③
芸《げい》は身《み》を助《たす》ける
身につけた芸があれば、暮らしの助けとなるという意味。

④
光陰《こういん》矢《や》のごとし
光は日、陰は月のこと。時間の経過は矢が飛ぶように早いことを表す言葉。

⑤
後悔《こうかい》先《さき》に立《た》たず
終わったことを後悔しても仕方がないのだから、よく考えて行動せよという意味。

⑥
郷《ごう》に入《い》っては郷《ごう》に従《したが》う
住んでいる土地の風習に従うのがよいという意味。郷には村里という意味がある。

⑦
先《さき》んずれば人《ひと》を制《せい》す
先に実行したほうが有利になるという意味。中国由来の言葉。

⑧
去《さ》る者《もの》は日々《ひび》に疎《うと》し
長く会わないでいると次第に疎遠になる。亡くなった人のことは忘れていくという意味も。

▽人生、生き方の機微を示す言葉……その④

① 親しき□にも礼儀あり	③ 少年□い易く□成り難し	⑤ 住めば□	⑦ 備えあれば□いなし
② 正直の頭に□宿る	④ 初□忘るべからず	⑥ 袖すり□うも他生の□	⑧ 短気は□気

① 親《した》しき仲《なか》にも礼儀《れいぎ》あり

どんなに親しい間柄でも、礼儀を忘れると不和を生じることがあるので気をつけたほうがよい。

② 正直《しょうじき》の頭《こうべ》に神宿《かみやど》る

正直な態度をとり続けていれば神様の加護がある、すなわち、よいことがあるということ。

③ 少年老《しょうねんお》い易《やす》く学成《がくな》り難《がた》し

若いと思っていても、すぐに年をとってしまう。学問の難しさを表す言葉でもある。

④ 初心忘《しょしんわす》るべからず

一生懸命にしようと思った最初の真剣な気持ちは、忘れてはならないという意味。

⑤ 住《す》めば都《みやこ》

不本意な環境・場所でも、そこに住み続ければ都と同じように快適になるという教え。

⑥ 袖《そで》すり合《あ》うも他生《たしょう》の縁《えん》

他生とは仏教で前世と来世のこと。すれ違うだけの人も知り合いだという意味。他生→多生も可。

⑦ 備《そな》えあれば憂《うれ》いなし

日頃から準備をしておけば、将来何が起きても安心できるという意味。

⑧ 短気《たんき》は損気《そんき》

すぐにいらいらしたり怒ったりと短気を起こすことは、結局は自分の損になるということ。

▽人生、生き方の機微を示す言葉……その⑤

① 塵も□もれば□となる	③ □転び□起き	⑤ □起きは□文の得	⑦ 百□は一□にしかず
② 時は□なり	④ のど元□ぎれば熱さを□れる	⑥ □のふり見て□がふり直せ	⑧ 笑う□には□来る

①
塵《ちり》も積《つ》もれば山《やま》となる

塵のように小さなものでも積み重ねれば大きなものになる、小事をおろそかにしてはいけない。

③
七転《ななころ》び八《や》起《お》き

何度失敗しても、その後奮い立てばよいという教え。人生の浮き沈みの激しいことのたとえ。

⑤
早《はや》起《お》きは三《さん》文《もん》の得《とく》

早く起きると健康によく、何かしらよいこともあるという、早起きをすすめる言葉。得→徳も可。

⑦
百聞《ひゃくぶん》は一見《いっけん》にしかず

耳で百回聞くより、たった一度でも自分の目で見たほうがよくわかるという意味。

②
時《とき》は金《かね》なり

時間は金と同じくらい貴重なものであるから、無駄に過ごしてはいけないという教え。

④
のど元《もと》過《す》ぎれば熱《あつ》さを忘《わす》れる

苦しいことも過ぎ去れば忘れるということ。助けられた恩もそのうち忘れるという意味も。

⑥
人《ひと》のふり見《み》て我《わ》がふり直《なお》せ

他人の言動を見ると、自分がどのように振る舞えばよいかがわかりやすいという意味。

⑧
笑《わら》う門《かど》には福《ふく》来《きた》る

笑顔があふれる家庭には幸せが訪れるという意味。門は家の門《もん》のこと。

▽親子・兄弟・縁者関係を示唆する言葉……その①

① 家□しくして孝子顕わる	③ 氏より□ち	⑤ 負うた□に教えられて□瀬を渡る	⑦ 親の□子知らず
② 一□二□郎	④ □いては子に従え	⑥ □思う心にまさる□心	⑧ 親の□は七□

① **家《いえ》貧《まず》しくして孝子《こうし》顕《あら》わる**

孝子＝孝行な子。家が貧しいと豊かな家と違い親孝行がはっきりわかるという教え。

② **一《いち》姫《ひめ》二《に》太《た》郎《ろう》**

子どもを産む順番は、最初が女の子、次が男の子が育てやすく理想的である。

③ **氏《うじ》より育《そだ》ち**

家柄や身分より、育てられ方のほうが人間形成に影響があり大切であるということ。

④ **老《お》いては子《こ》に従《したが》え**

年をとって老いたら、出しゃばらずに、子どもの言うことに任せたほうがよいということ。

⑤ **負《お》うた子《こ》に教《おし》えられて浅瀬《あさせ》を渡《わた》る**

賢く老練な者も、時には若く未熟な者に教えられることがあるという教え。

⑥ **親《おや》思《おも》う心《こころ》にまさる親心《おやごころ》**

子が親を思う気持ちよりも、親が子を思う気持ちのほうが深いということ。

⑦ **親《おや》の心《こころ》子《こ》知《し》らず**

親が子どものためと懸命に努力していることを、子どもは少しも理解していない。

⑧ **親《おや》の光《ひかり》は七光《ななひかり》**

子どもの出世には、親の力が大きいという意味。

▽親子・兄弟・縁者関係を示唆する言葉……その②

①親はなくとも子は□つ

②可愛い子には□をさせよ

③兄弟は他人の□まり

④孝□のしたい時分に□はなし

⑤子を□ること親に如かず

⑥子を持って□る親の□

⑦児孫のために美田を□わず

⑧□んだ子の□を数える

①
親《おや》はなくとも子《こ》は育《そだ》つ
生みの親がいなくても子どもは成長していくものだから、あまり心配することはない。

②
可愛《かわい》い子《こ》には旅《たび》をさせよ
子どものためには、甘やかさずに苦労や世間の厳しさを経験させたほうがよいという教え。

③
兄弟《きょうだい》は他人《たにん》の始《はじ》まり
兄弟でも大人になって別々の家庭をもつようになると、利害が対立することがある。

④
孝行《こうこう》のしたい時分《じぶん》に親《おや》はなし
親の苦労がわかり恩返しをしたいと思う頃には、もう親は亡くなっていて後悔すること。

⑤
子《こ》を見《み》ること親《おや》に如《し》かず
子どものことを一番知っているのは、一緒に暮らしている親であるという意味。

⑥
子《こ》を持《も》って知《し》る親《おや》の恩《おん》
自分が親になり、我が子を育てるようになって初めて親のありがたさがわかるということ。

⑦
児孫《じそん》のために美田《びでん》を買《か》わず
子ども（子孫）のために財産を残しても本人のためにならないから、あえてしないほうがよい。

⑧
死《し》んだ子《こ》の年《とし》を数《かぞ》える
今さら言っても仕方がないことを、あれこれ言うことをたとえた言葉。

▽親子・兄弟・縁者関係を示唆する言葉……その③

① 棄てる子も□の下

② 立っているものは□でも使え

③ 竹□の友

④ 血は□よりも濃い

⑤ □くの親類より□くの他人

⑥ □く子と地頭には□てぬ

⑦ 泣く子も□を見る

⑧ □た子を□こす

①
棄《す》てる子《こ》も軒《のき》の下《した》

子を捨てる場合でも風雨を避けられるように配慮する。親の愛情の深さを表す言葉。

②
立《た》っているものは親《おや》でも使《つか》え

用を足すのに手近にいれば、たとえ親でも頼んだほうが合理的であるという考え方。

③
竹馬《ちくば》の友《とも》

タケウマをして一緒に遊んだ友達という意味で、幼い頃からの友達をいう。

④
血《ち》は水《みず》よりも濃《こ》い

血のつながった身内のほうが頼りになるということ。また血縁の力は強いという意味も。

⑤
遠《とお》くの親類《しんるい》より近《ちか》くの他人《たにん》

遠く離れた親類よりも、近くに住む人のほうがいざというときには頼りになるということ。

⑥
泣《な》く子《こ》と地頭《じとう》には勝《か》てぬ

泣いて駄々をこねる子どもと権力ある者には従うしかない。正義が通用しない場合に使う。

⑦
泣《な》く子《こ》も目《め》を見《み》る

泣いている子どもも、実は相手の顔色をうかがっている。相手の様子を見ようということ。

⑧
寝《ね》た子《こ》を起《お》こす

せっかくうまく収まっているのに、余計なことをして問題を起こすこと。

▽四季・自然との関わりを示唆する言葉……その①

① □の日はつるべ□とし	③ □だれ石を穿つ	⑤ 石□を叩いて□る	⑦ 朽ち木は□にならぬ
② 油に□	④ 石が□れて木の□が沈む	⑥ 昨日の淵は今日の□	⑧ 国□れて山□あり

①

秋《あき》の日《ひ》はつるべ落《お》とし

井戸のつるべが一気に下に落ちるのと同様、秋になると一気に日が沈むことのたとえ。

②

油《あぶら》に水《みず》

油に水が溶けないことから、しっくりこないことをいう。「油に水の混じるがごとし」とも。

③

雨《あま》だれ石《いし》を穿《うが》つ

雨だれでもいずれ石に穴をあけるようになる。微力でも続ければ大事業になることをいう。

④

石《いし》が流《なが》れて木《こ》の葉《は》が沈《しず》む

あり得ない現象を表現していることから、道理と逆の現象が起きている状態のことをいう。

⑤

石橋《いしばし》を叩《たた》いて渡《わた》る

堅固な石でできた橋でさえ、叩いて安全を確かめてから渡る。用心に用心を重ねること。

⑥

昨日《きのう》の淵《ふち》は今日《きょう》の瀬《せ》

昨日まで川の深いよどみだったものが、今日は浅瀬になっていることもあるという意味。

⑦

朽《く》ち木《き》は柱《はしら》にならぬ

朽ちた木、腐った木は柱には使えない。根性の腐った人間は使い物にならないという意味。

⑧

国《くに》破《やぶ》れて山河《さんが》あり

戦乱によって国都が破壊されても、自然はそのままという感慨の言葉。杜甫《とほ》の漢詩の一部。

▽四季・自然との関わりを示唆する言葉……その②

①
□がる石には苔は□えず

②
春宵一刻□千金

③
春眠□を覚えず

④
大□の一滴

⑤
仲□は宵の口

⑥
西から□が出る

⑦
西と言えば□と言う

⑧
濡れ手で□

①
転《ころ》がる石《いし》には苔《こけ》は生《は》えず

活発に活動している人は、いつも生き生きとして健康であることのたとえ。英語圏のことわざ。

②
春宵《しゅんしょう》一刻《いっこく》値《あたい》千金《せんきん》

春の夕べはとてもよいもので、わずかな時間でも千金にあたるほどの素晴らしさだ。

③
春眠《しゅんみん》暁《あかつき》を覚《おぼ》えず

暁とは夜明けのこと。春は寝心地がよく、夜明けも知らずぐっすり眠れるという意味。

④
大海《たいかい》の一滴《いってき》

非常に大きなところに、とても小さなものがあることのたとえ。

⑤
仲人《なこうど》は宵《よい》の口《くち》

仲人は用事をすませたら、若夫婦の邪魔にならないように早く切り上げるのがよい。

⑥
西《にし》から日《ひ》が出《で》る

絶対にありえないことのたとえ。

⑦
西《にし》と言《い》えば東《ひがし》と言《い》う

人の言うことにいちいち反対すること。

⑧
濡《ぬ》れ手《て》で粟《あわ》

濡れた手には粟粒が付きやすく多くをつかめる。努力しないで利益を得ることをいう。

▽四季・自然との関わりを示唆する言葉……その③

① □力岩をも通す

② 人木□に非ず

③ 古川に水□えず

④ 水は方円の□に随う

⑤ □け石に水

⑥ 藪から□

⑦ 宵□しの□は持たぬ

⑧ 夜□遠□笠のうち

① **念力《ねんりき》岩《いわ》をも通《とお》す**

どんなに困難なことでも、一心をこめて行なえば乗り越えられるということ。

② **人《ひと》木石《ぼくせき》に非《あら》ず**

木や石と違って、人間は血が通っているものだから感じることがあるはずという意味。

③ **古川《ふるかわ》に水《みず》絶《た》えず**

金持ちだった家には、没落しても何かしら立派な物が残っているものだという意味。

④ **水《みず》は方円《ほうえん》の器《うつわ》に随《したが》う**

水は四角い器にも丸い器にも入る。人間も周囲の環境によってよくも悪くもなるということ。

⑤ **焼《や》け石《いし》に水《みず》**

焼けた石に少しの水をかけても冷めない。少々のことでは効果がないことのたとえ。

⑥ **藪《やぶ》から棒《ぼう》**

「藪から棒を出す」の略。出し抜けに思いがけないものが出てくること。

⑦ **宵越《よいご》しの金《かね》は持《も》たぬ**

稼ぎはその日に使ってしまった江戸っ子のように、気前のよいことをいう。

⑧ **夜目遠目　笠のうち**

暗い夜に、遠くから、また笠をかぶっていると、女の人が実際より美しく見えることをいう。

▽動物・植物の行動、姿から学ぶ言葉……その①

① 青菜に□	② □茄子は□に食わすな
③ 虻蜂□らず	④ 鮑の□思い
⑤ いずれ菖蒲か杜□	⑥ 犬の□吠え
⑦ 犬も□けば□に当たる	⑧ 井の□の蛙大□を知らず

① 青菜《あおな》に塩《しお》

菜っ葉に塩をかけるとしんなりする。急に元気をなくしてしょんぼりする様子のたとえ。

② 秋茄子《あきなす》は嫁《よめ》に食《く》わすな

茄子は体を冷やすので食べすぎはよくないという意味。反対に嫁いじめとする説もある。

③ 虻蜂《あぶはち》取《と》らず

虻と蜂を一緒に捕ろうとして取り逃がすことから、欲張りすぎて損をするという意味。

④ 鮑《あわび》の片《かた》思《おも》い

鮑は貝殻が1枚だけついてくることから片思いのことをいう。相手の無関心を表わすことも。

⑤ いずれ菖蒲《あやめ》か杜若《かきつばた》

どちらも優れていて、あるいは区別がつかず、選択に苦労することのたとえ。

⑥ 犬《いぬ》の遠吠《とおぼ》え

弱い犬が遠くから吠えることにたとえ、力のないものが陰で批判することをいう。

⑦ 犬《いぬ》も歩《ある》けば棒《ぼう》に当《あ》たる

積極的に行動すると幸運に出合うというたとえ。出しゃばると思わぬ災難に合う戒めの意味も。

⑧ 井《い》の中《なか》の蛙《かわず》　大海《たいかい》を知《し》らず

井戸の中に棲《す》む蛙は大海を知らない。狭い範囲でしか物事を考えられないことをいう。

▽動物・植物の行動、姿から学ぶ言葉……その②

① □心あれば水心

② 雨□の筍

③ 鵜の□鷹の□

④ 海□で鯛を釣る

⑤ □が出るか蛇が出るか

⑥ 飼い□に□をかまれる

⑦ 蛙の□は蛙

⑧ 蝸牛角□の争い

①
魚心《うおごころ》あれば水心《みずごころ》

相手が好意的であれば、こちらも好意的に対応する。何事も相手の出方次第ということ。

②
雨後《うご》の筍《たけのこ》

雨の後はことのほか筍の生育がよい。よく似た物事が次々に現れたり起きたりすること。

③
鵜《う》の目《め》鷹《たか》の目《め》

鵜や鷹が獲物を求めるときの鋭い目つきのように、何としても探し出そうと目を配ること。

④
海老《えび》で鯛《たい》を釣《つ》る

小さな海老で大きな鯛を釣ることから、わずかな元手で大儲けをすること。

⑤
鬼《おに》が出《で》るか蛇《じゃ》が出《で》るか

先の予測がつかないこと。元は、観客の興味をそそる見世物小屋の呼び込みの言葉。

⑥
飼《か》い犬《いぬ》に手《て》をかまれる

日頃から面倒をみている人などに裏切られて、ひどい目に遭うことをいう。

⑦
蛙《かえる》の子《こ》は蛙《かえる》

子どもの才能や性格は親に似るということ。よいことにも悪いことにも使う。

⑧
蝸《か》牛《ぎゅう》角《かく》上《じょう》の争《あらそ》い

蝸牛（かたつむり）の両方の角《つの》にいる者同士の争い。つまらない戦いのこと。

▽動物・植物の行動、姿から学ぶ言葉……その③

①河□の川流れ

②亀の甲より年の□

③烏の□水

④画竜□睛を欠く

⑤閑古□が鳴く

⑥虎□に入らずんば虎子を得ず

⑦五月の鯉の□き流し

⑧鹿を□う者は山を見ず

①
河童《かっぱ》の川流《かわなが》れ

泳ぎ上手の河童でも川に流されることがある。ベテランでも失敗はあるという意味。

②
亀《かめ》の甲《こう》より年《とし》の功《こう》

長年経験を積んだ人の言うことには、耳を傾けたほうがよいという意味。

③
烏《からす》の行水《ぎょうずい》

短い入浴のこと。烏の水浴びの様子から出たたとえ。

④
画竜点睛《がりょうてんせい》を欠《か》く

最後の仕上げができていないなど、肝心なことが抜けていること。

⑤
閑古鳥《かんこどり》が鳴《な》く

商売がはやらないこと、人がいなくて寂しいこと。閑古鳥とはカッコウのこと。

⑥
虎穴《こけつ》に入《い》らずんば虎子《こじ》を得《え》ず

大きな物を手に入れようとすれば、危険を覚悟しなければならないという意味。

⑦
五月《さつき》の鯉《こい》の吹《ふ》き流《なが》し

端午の節句の鯉のぼりは、はらわたがない。さっぱりとして心にわだかまりがないこと。

⑧
鹿《しか》を追《お》（逐）う者《もの》は山《やま》を見《み》ず

一つのことに夢中になっている者は、周囲の事情に気づかないという意味。

▽動物・植物の行動、姿から学ぶ言葉……その④

①
蛇の□は蛇

②
将を□んと欲すれば
先ず馬を□よ

③
尻□に乗る

④
□中の松柏

⑤
立てば芍薬、□れば牡丹、
□く姿は百合の花

⑥
蓼食う□も好き好き

⑦
月□の蟹

⑧
鶴は□年　亀は□年

①
蛇《じゃ》の道《みち》は蛇《へび》

その世界のことは、そこに属する人間が一番よく知っているという意味。

②
将《しょう》を射《い》んと欲《ほっ》すれば先《ま》ず馬《うま》を射《い》よ

必要な人の理解を得ようとすれば、まず周囲の人を味方にするとよいということ。

③
尻馬《しりうま》に乗《の》る

よく考えないで人の意見や行動に従うこと。

④
雪中《せっちゅう》の松柏《しょうはく》

常緑樹の松や柏が雪の中でも緑の葉を保つことから、困難にあっても信念を変えないこと。

⑤
立《た》てば芍薬《しゃくやく》、座《すわ》れば牡丹《ぼたん》、歩《ある》く姿《すがた》は百合《ゆり》の花《はな》

美しい人をたたえる言葉。芍薬も牡丹も花があでやかで、百合も白い花が清楚《せいそ》で美しい。

⑥
蓼食《たでく》う虫《むし》も好《す》き好《ず》き

蓼のように辛い葉にも好んでかじる虫がいることから、人の好みは様々であることをいう。

⑦
月夜《つきよ》の蟹《かに》

月夜の蟹はやせて身が少ないことから、転じて、中身のないことのたとえ。

⑧
鶴《つる》は千年《せんねん》　亀《かめ》は万年《まんねん》

中国の伝説で鶴の寿命は千年、亀は万年とあることから、長寿のめでたさを祝う言葉。

▽動物・植物の行動、姿から学ぶ言葉……その⑤

① 隣の□は赤い	③ □兎追う者は□兎をも得ず	⑤ 蚤の□婦	⑦ 破□の勢い
② □のつぶて	④ 猫に□判	⑥ 掃き溜めに□	⑧ 花も□もある

①隣《となり》の花《はな》は赤《あか》い

隣の家に咲く花は、色があざやかに思えるものだ。他人の物はよく見えることをいう。

②梨《なし》のつぶて

梨を「無し」に掛けたごろ合わせで、手紙を出しても返信がない、音沙汰がないことをいう。

③二《に》兎《と》追《お》う者《もの》は一《いっ》兎《と》をも得《え》ず

同時に二つのことを得ようとすると、結局何も得られないという意味。

④猫《ねこ》に小《こ》判《ばん》

物の価値がわからない者に、高価な物を与えても無駄であること。

⑤蚤《のみ》の夫《ふう》婦《ふ》

蚤はメスのほうが大きいことから、妻のほうが夫より背が高い夫婦をいう。

⑥掃《は》き溜《だ》めに鶴《つる》

つまらない所に、そこに似合わぬ優れた者や美しい物があることのたとえ。

⑦破《は》竹《ちく》の勢《いきお》い

竹は一カ所の裂け目から一気に割れることから、猛烈な勢いを表現する言葉。

⑧花《はな》も実《み》もある

名実ともに備わっていること。とても充実している様子の表現。

第2章

簡単なのに
読めますか、書けますか?

【二字熟語】

全258問

◎書くにしても話すにしても日本語には、漢字二文字の組み合わせによる「二字熟語」が欠かせません。普段はひらがなで書いている言葉でも、ほとんどの場合は漢字を当てることができます。漢字の意味をあれこれ思い出しながら、挑戦してみてください。

◎問題は五十音順に並んでいます。各問題の次ページに解答と熟語の意味解説を記しています。

◎読み・書き問題に楽しく挑戦……あなたは何問解けるでしょう？

◉自己採点しましょう

▷205 問正解 ……★★★【大変よくできました】
▷155 問正解 ……★★☆【よくできました】
▷105 問正解 ……★☆☆【もう少し頑張りましょう】

▽「二字熟語」〜読めますか？……その①

① 嗚呼

② 愛嬌

③ 生憎

④ 阿吽

⑤ 胡坐

⑥ 貴方

⑦ 亜流

⑧ 意匠

⑨ 一途

⑩ 因習

⑪ 海原

⑫ 産毛

⑬ 会釈

⑭ 干支

⑮ 沿革

⑯ 億劫

①
ああ
驚き、感動、悲しみに出合ったときに自然に出る言葉。

②
あいきょう
にこにこと愛想がよく、かわいらしいこと。

③
あいにく
何かをしようとしたとき、意に反して都合が悪いという意味。

④
あうん
阿は吐く息、吽は吸う息。梵語《ぼんご》で初めと終わりを象徴する言葉。

⑤
あぐら
両足を組んで座ること。いい気になっているという意味も。

⑥
あなた
相手を尊敬して呼びかける言葉。女性に対しては貴女《あなた》を使う。

⑦
ありゅう
第一級の人のまねをすること。そういうことをする人。

⑧
いしょう
外観をよくするために装飾に工夫をこらすこと。デザイン。

⑨
いちず
ひとすじ、ひたむきという意味。

⑩
いんしゅう
古くからのしきたり。好ましくない場合に使うことが多い。

⑪
うなばら
広々とした海を表す文語的な言い方。

⑫
うぶげ
生まれたときから生えている毛。また、ふわふわした毛。

⑬
えしゃく
頭を少し傾ける程度の軽いおじぎ、あいさつのこと。

⑭
えと
甲《こう》・乙《おつ》……の十干《じっかん》と子丑《ねうし》……の十二支《じゅうにし》を組み合わせた暦。

⑮
えんかく
物事の移り変わり。今日までの歴史のこと。

⑯
おっくう
気が進まずに面倒に感じる気持ちのこと。

▽「二字熟語」〜読めますか？……その②

① 甲斐	⑤ 恰幅	⑨ 冠水	⑬ 忌中
② 会葬	⑥ 伽藍	⑩ 擬音	⑭ 既読
③ 陽炎	⑦ 瓦礫	⑪ 棄権	⑮ 饗宴
④ 瑕疵	⑧ 癇癪	⑫ 気障	⑯ 僅少

①
かい
効き目、効果、値打ちがあること。また今の山梨県の旧国名。

②
かいそう
お葬式に参列すること。

③
かげろう
地面から立ちのぼる暖かい空気のこと。春の季語。

④
かし
きず、欠点。法律用語では完全な条件を備えていないこと。

⑤
かっぷく
体つきのこと。「恰《かっ》幅《ぷく》がよい」と使われることが多い。

⑥
がらん
寺院・僧房の総称。僧が住み修行を行なうところ。

⑦
がれき
瓦《かわら》と小石のこと。価値のないものの集まりを指すこともある。

⑧
かんしゃく
怒りやすい性格のこと。体を震わせて怒る発作のこと。

⑨
かんすい
集中豪雨や台風などで水につかること。最近は頻繁に発生。

⑩
ぎおん
放送などで、自然の音に似せて人工的に作り出す音のこと。

⑪
きけん
選挙などで投票権がある人が、権利を使わず投票しないこと。

⑫
きざ
服装や言葉遣いなどが気取っていて、嫌味なこと。

⑬
きちゅう
死者が出て家族が喪《も》に服している期間。死後四十九日の間。

⑭
きどく
受信した内容を読んだという意味。ネット社会が生んだ言葉。

⑮
きょうえん
もてなしの酒盛りのこと。文語的な言い方。

⑯
きんしょう
非常に少ないという意味。

▽「二字熟語」～読めますか？……その③

⑬ 枯渇	⑨ 恍惚	⑤ 蛍雪	① 駆使
⑭ 炬燵	⑩ 高尚	⑥ 欠如	② 群青
⑮ 言霊	⑪ 膠着	⑦ 倹約	③ 燻製
⑯ 梱包	⑫ 誤嚥	⑧ 恋路	④ 敬虔

①
くし
意のままに使いこなすこと。

②
ぐんじょう
鮮やかな青色のこと。その色を出す特殊な絵の具のこと。

③
くんせい
肉や魚を塩漬けにしてから炙《あぶ》った保存食品のこと。

④
けいけん
敬《うやま》いつつしむ様子。神仏を深く敬い、仕えること。

⑤
けいせつ
努力して学ぶこと。蛍の光や雪明りの下で学問した故事から。

⑥
けつじょ
必要な物事が欠けていること。

⑦
けんやく
無駄遣いをしないこと、節約すること。

⑧
こいじ
恋心を通わすことを道にたとえていう言葉。

⑨
こうこつ
うっとりすること。はっきりしないことを指すこともある。

⑩
こうしょう
趣味などが俗っぽくなく程度が高いこと。上品なこと。

⑪
こうちゃく
粘りつくこと。くっついたままで動きがないこと。

⑫
ごえん
誤って食べ物などを咽喉《いんこう》から気管に飲み込むこと。

⑬
こかつ
乾いて水分がなくなること。尽きてなくなるという意味も。

⑭
こたつ
熱源の上に櫓《やぐら》を置き布類でおおった中で手足を温める防寒具。

⑮
ことだま
古代に信じられていた、言葉のもつ不思議な力のこと。

⑯
こんぽう
荷造りすること。くるんだり、ひもでしばった荷物のこと。

▽「二字熟語」〜読めますか?……その④

① 災禍	⑤ 傘下	⑨ 時化	⑬ 什器
② 詐欺	⑥ 燦然	⑩ 刺繍	⑭ 殊勲
③ 雑魚	⑦ 惨敗	⑪ 舌鼓	⑮ 入水
④ 流石	⑧ 潮騒	⑫ 遮音	⑯ 準拠

①
さいか
主に台風、地震、火事により受ける災いや災難のこと。

②
さぎ
他人をだますこと。事実をいつわって損害を与えること。

③
ざこ
小さな魚が様々入り混じることを指す。下っ端なこと。

④
さすが
実力や本分にふさわしく、やはりと称賛がこもった表現。

⑤
さんか
実力のある人や組織の支配下にいるということ。

⑥
さんぜん
きらきらと光る様子。きらびやかなこと。

⑦
ざんぱい
よいところが一つもなく、ひどい負け方をすること。

⑧
しおさい
潮が満ちてくるときに立つ波音のこと。「しおざい」とも読む。

⑨
しけ
風雨で海が荒れること。そのために不漁になること。

⑩
ししゅう
布地に糸をつけた針を刺し、模様を作っていく手芸の一種。

⑪
したつづみ
おいしいものを食べて、舌を鳴らすほど満足したという意味。

⑫
しゃおん
音が外に漏れたり、中に入ってこないように遮《さえぎ》ること。

⑬
じゅうき
日常的に使う器具、家具類のこと。

⑭
しゅくん
優れた功労や立派な手柄のこと。

⑮
じゅすい
水中に身を投げて自殺すること。

⑯
じゅんきょ
拠《よ》りどころ、または標準として、それに従うこと。

▽「二字熟語」～読めますか？……その⑤

① 誰何	⑤ 惣菜	⑨ 楕円	⑬ 抽出
② 摂取	⑥ 雑煮	⑩ 店子	⑭ 躊躇
③ 僭越	⑦ 蘇生	⑪ 荼毘	⑮ 厨房
④ 象牙	⑧ 大枚	⑫ 稚拙	⑯ 凋落

①
すいか
「誰ですか」と声をかけて名前を聞くこと。
②
せっしゅ
取り入れること。主に栄養学的な見地から使われる。
③
せんえつ
身の程をわきまえずに出しゃばるような振る舞いのこと。
④
ぞうげ
象の牙《きば》のこと。彫刻をほどこし高級な食器類や装飾品にする。
⑤
そうざい
日々の食事のおかずのこと。副食物をいう。
⑥
ぞうに
餅を肉や野菜などと一緒に仕立てた汁料理。新年の祝い料理。
⑦
そせい
生き返ること。息を吹き返すこと。
⑧
たいまい
たくさんの札があるという意味。多額のお金のことをいう。
⑨
だえん
円錐や円柱を斜めに切るとできる円。直径が一律ではない。
⑩
たなこ
借家人のこと。今日ではテナントと呼ばれることが多い。
⑪
だび
火葬にすること。仏教用語。
⑫
ちせつ
幼稚で未熟なこと。また、そのさま。
⑬
ちゅうしゅつ
引き出すこと。抜き出すこと。サンプリング。
⑭
ちゅうちょ
決心がつかず、ためらうこと。
⑮
ちゅうぼう
台所のこと。主にレストランなどの広い調理場をいう。
⑯
ちょうらく
衰えてなくなること、おちぶれることを表す文語的な言葉。

▽「二字熟語」～読めますか？……その⑥

① 追悼
② 定款
③ 手際
④ 棟梁
⑤ 督促
⑥ 咄嗟
⑦ 泥縄
⑧ 亡骸
⑨ 新妻
⑩ 布目
⑪ 猫舌
⑫ 捏造
⑬ 燃焼
⑭ 熨斗
⑮ 俳諧
⑯ 梯子

① **ついとう**
死者の生前を偲《しの》び、その死を悼《いた》み悲しむこと。

② **ていかん**
法人の目的・組織や業務に関する規則。それを記した文書。

③ **てぎわ**
物事を処理する方法、技量のこと。仕上がりがよいこと。

④ **とうりょう**
大工や左官、鍛冶職等の集団の長（かしら）のこと。

⑤ **とくそく**
促すこと。「催促」より正式な手続きによるニュアンスが強い。

⑥ **とっさ**
瞬間と言えるほどの短い時間のこと。急なこと。

⑦ **どろなわ**
事が起きてからあわてて対策を立てたり準備をすること。

⑧ **なきがら**
亡くなった人の体、遺体のこと。

⑨ **にいづま**
結婚したばかりの女性のことを指す言葉。

⑩ **ぬのめ**
布の織り目。織り目模様のこと。

⑪ **ねこじた**
猫と同じで、熱いものが食べられないことをいう。

⑫ **ねつぞう**
ないものを、あると偽り、何かを作り上げること。

⑬ **ねんしょう**
燃えること。物質が酸素と化合して熱や光を出す現象。

⑭ **のし**
祝いの品を渡すときに添える、六角形に折った色紙のこと。

⑮ **はいかい**
江戸時代に栄えた文学の形式。俳句や連句などの総称。

⑯ **はしご**
横木を足掛かりにして高いところに登る道具。

▽「二字熟語」～読めますか？……その⑦

① 贔屓

② 魚籠

③ 比喩

④ 孵化

⑤ 馥郁

⑥ 訃報

⑦ 紛糾

⑧ 鞭撻

⑨ 朴訥

⑩ 反故

⑪ 蔓延

⑫ 魅惑

⑬ 群雲

⑭ 迷彩

⑮ 黙殺

⑯ 猛者

①
ひいき
特別に好意を寄せて応援する、力を入れて世話をすること。

②
びく
釣った魚を入れる容器（＝籠《かご》）のこと。

③
ひゆ
たとえ。類似の何かを使って説明をすること。

④
ふか
卵がかえること。胚《はい》が発育して卵膜《らんまく》や卵《らん》殻《かく》を破り外へ出る。

⑤
ふくいく
よい匂いがする様子を表現する文語的な言葉。

⑥
ふほう
死亡の知らせ。「訃《ふ》音《いん》」という言い方もある。

⑦
ふんきゅう
物事がまとまらず、ごたごたすること。

⑧
べんたつ
鞭《むち》を打つこと。転じて励ましという意味もある。

⑨
ぼくとつ
飾り気がなく、無口な性格を表す言葉。

⑩
ほご
不要なもの、役立たないもの。無効、取り消し、破棄。

⑪
まんえん
はびこり、広がること。流行。

⑫
みわく
人を引きつけ惑《まど》わせること。それほどの美しさという表現。

⑬
むらくも
集まり群がった雲の様子。

⑭
めいさい
実体をごまかすため、いろいろな色を塗ること。

⑮
もくさつ
黙《だま》って見過ごしたり、問題として取り上げないこと。

⑯
もさ
猛々《たけだけ》しく強い人のこと。

▽「二字熟語」～読めますか?……その⑧

① 野暮	⑤ 黄泉	⑨ 辣腕	⑬ 狼狽
② 揶揄	⑥ 万屋	⑩ 罹患	⑭ 緑青
③ 誘拐	⑦ 磊落	⑪ 坩堝	⑮ 若気
④ 容疑	⑧ 拉致	⑫ 黎明	⑯ 腕白

①
やぼ
世情にうとく、人情の機微に通じない人や、そのさま。

②
やゆ
からかうこと。なぶること。

③
ゆうかい
人をだまして、誘い出すこと。偽計・甘言を用いることに特徴。

④
ようぎ
犯罪を犯した疑いがあること。

⑤
よみ
死後、霊魂がいくとされる場所。冥土《めいど》と同義語。

⑥
よろずや
いろいろなものを売る店。何でもする人、知っている人。

⑦
らいらく
度量が広く快活な性格を表現する言葉。

⑧
らち
無理やり連れていくこと。

⑨
らつわん
物事を素早く、手際よく処理する人のこと。敏腕《びんわん》も同じ意味。

⑩
りかん
病気にかかること。「悪病に罹患する」と使う。

⑪
るつぼ
物質を溶解する耐火性容器。種々のものが入り混じった状態という意味も。

⑫
れいめい
明け方のこと。新しい時代や文化が始まろうとすること。

⑬
ろうばい
あわてふためき、うろたえ騒ぐこと。

⑭
ろくしょう
銅の表面にできる青緑色のさびのこと。

⑮
わかげ
若者特有の思慮分別の浅さから、血気にはやる気持ちのこと。

⑯
わんぱく
男の子がする、わがままな振る舞いやいたずら、悪さのこと。

▽「二字熟語」～書けますか？……その①

① **あま**
あまちゃんが目指した□□

② **あらねつ**
ここで□□を取りましょう

③ **あんぴ**
□□確認が先決です

④ **いしん**
明治□□のヒーローたち

⑤ **いじん**
□□たちのエピソード

⑥ **いぶき**
春の□□を感じる

⑦ **ういじん**
□□の戦いで大手柄

⑧ **うすずみ**
お香典の名前は□□で

⑨ **うちわ**
□□のもめごと

⑩ **えいてん**
ご□□、おめでとうございます

⑪ **えがお**
□□がいちばん！

⑫ **えんぎ**
□□をかつぐ

⑬ **えんりょ**
□□しないで、どうぞ

⑭ **おういん**
ここに□□をお願いします

⑮ **おうえん**
甲子園に□□に行きます

⑯ **おんこう**
□□な人柄です

① **海女**

海にもぐってアワビやカキなどを取る女性のこと。

② **粗熱**

煮たり焼いたりした直後の、手で触れられない熱さのこと。

③ **安否**

無事であるか、そうでないか。災害時によく聞く言葉。

④ **維新**

全てが改まって新しくなること。

⑤ **偉人**

優れた人、偉い人のこと。

⑥ **息吹**

息遣いのこと。たとえとして活動が始まる気分を表すことも。

⑦ **初陣**

初めて戦場に出ること。また、その戦い。

⑧ **薄墨**

薄くすった墨の色。灰色、グレー。

⑨ **内輪**

家族、一族の間、あるいは仲間同士のこと。

⑩ **栄転**

より高い地位について転勤すること。

⑪ **笑顔**

笑った顔のこと。

⑫ **縁起**

因《いん》縁《ねん》生《せい》起《き》の略。吉凶の前触れ。物事の起こり。起源や由来のこと。

⑬ **遠慮**

控えめにすること。もともとは将来の計画を意味した。

⑭ **押印**

印鑑を押すこと。捺《なつ》印《いん》と同意語。

⑮ **応援**

味方になって助ける。競技中、大声や拍手で選手を励ます。

⑯ **温厚**

穏やかで情け深い性格のこと。

▽「二字熟語」〜書けますか?……その②

①かいきん
夏休みのラジオ体操、□□賞!

②かいだん
夏の夜は□□話でヒンヤリ

③かいちょう
今日も□□です!

④かいどう
□□沿いにあるラーメン屋さん

⑤かきゅう
□□な用事

⑥かくちょう
□□高い文章

⑦かさく
残念。優秀賞でなく□□だった

⑧かしゃく
良心の□□

⑨かたみ
この指輪は母の□□

⑩かつあい
時間の関係で□□します

⑪がんこ
父も祖父も□□でした

⑫きうん
改革の□□が高まる

⑬きぐらい
□□が高くて……

⑭きっすい
□□の江戸っ子

⑮きはく
□□に満ちた演技

⑯きゅうりょう
美しい□□が広がる

① **皆勤**
一日も休まずに出席すること、出勤すること。

② **怪談**
幽霊や化け物が出てくる話。理屈に合わない不思議なこと。

③ **快調**
非常に調子がよく気持ちがよいこと。物事が順調に進むこと。

④ **街道**
主要な道路のこと。

⑤ **火急**
火のついたように、さし迫った状態にあること。非常に急ぐこと。

⑥ **格調**
体裁と調子のこと。主に詩歌、文章、演説などに使う。

⑦ **佳作**
優れた作品のこと。最高ではないが、相当によいレベル。

⑧ **呵責**
厳しく責め、さいなむこと。

⑨ **形見**
亡くなった人や別れた人が遺《のこ》した品のこと。

⑩ **割愛**
惜しいと思いながらも、やむを得ず捨てること。

⑪ **頑固**
あくまでも自分の意を通そうとする態度をいう。

⑫ **機運**
時勢の巡り合わせ。物事を成すのによい機会、時期。

⑬ **気位**
自分の品位を保とうとする心のもち方をいう。

⑭ **生粋**
混じりけが全くないこと。純粋と同意語。

⑮ **気迫**
立ち向かっていく強い精神力のこと。気概と同意語。

⑯ **丘陵**
山地より低くゆるやかな小山、丘のこと。

▽「二字熟語」〜書けますか？……その③

① **くうぜん**　□□のブーム到来！

② **くじゅう**　□□の選択

③ **くせもの**　あいつは□□だ

④ **くめん**　金の□□ができた

⑤ **くよう**　先祖の□□

⑥ **けいこう**　値上がり□□にある

⑦ **けいしょう**　□□を鳴らす

⑧ **けつじょう**　残念ながら、怪我で□□

⑨ **けんか**　霊前に□□する人が絶えない

⑩ **げんかい**　□□に挑戦する

⑪ **けんしき**　あの人は□□を備えている

⑫ **けんまく**　すごい□□で乗り込んできた

⑬ **こうさつ**　深い□□を述べる

⑭ **こうしん**　免許を□□できた

⑮ **ごかい**　それは□□です！

⑯ **こんなん**　□□な状況ですが…

① **空前**

以前には例がないこと。「空前絶後」で非常に珍しいこと。

② **苦渋**

苦《くる》しく渋《しぶ》いこと。苦しくなるほど悩むこと。

③ **曲者**

怪しい人のこと。油断ができない人のこと。

④ **工面**

工夫してお金などを集めること。金回りを指すことも。

⑤ **供養**

仏や死者の霊に物を供《そな》え、冥福《めいふく》を祈ること。

⑥ **傾向**

一方に傾くこと。何かが現れようとする兆《きざ》し。

⑦ **警鐘**

鐘《かね》を打って出火を知らせたことから、警《けい》戒《かい》を促す意味に。

⑧ **欠場**

予定に反して競技などに出ないこと。

⑨ **献花**

死者をとむらうために花を捧げること。

⑩ **限界**

境《さかい》目《め》、最大限、これ以上はないという意味。

⑪ **見識**

ある物事についての意見。気位を意味することも。

⑫ **剣幕**

激しい態度、怒った顔つきを表現する言葉。

⑬ **考察**

考え、観察し、調べること。

⑭ **更新**

現在あるものをベースに新しくしたり、改定を加えること。

⑮ **誤解**

考え違いをする、間違った解釈をすること。

⑯ **困難**

非常に難しいこと。

▽「二字熟語」～書けますか?……その④

① さいしょく ベジタリアンとは□□主義のこと	⑤ しきじ 入学式の学長□□に感銘を受けた	⑨ しののめ 夜明け方、□□は東の空の意味	⑬ しょうだく この件は、□□しました
② さいそく 早く仕上げるように□□された	⑥ じきひつ □□の原稿がみつかった	⑩ しゅうのう □□上手で家すっきり	⑭ しょうち オリンピックの□□に成功した
③ さっとう 苦情の声が□□した	⑦ じだん □□に応じる	⑪ しゅくしゃく □□5万分の1の地図	⑮ しょさ 美しい□□
④ ざっとう 駅前の□□	⑧ しつげん □□を謝罪した	⑫ じょうけい □□描写が素晴らしい	⑯ しんしょく □□による自然美

① **菜食**
野菜・果物・豆など植物性の食品だけを食べること。

② **催促**
せきたてること、促《うなが》すこと。

③ **殺到**
激しい勢いで押し寄せること。

④ **雑踏**
たくさんの人数で混み合うこと、人混み。

⑤ **式辞**
式場で述べるあいさつの言葉。

⑥ **直筆**
その人が自分で書いた文書、書のこと。

⑦ **示談**
訴訟などを裁判にかけず双方の話し合いで解決すること。

⑧ **失言**
誤ったことを言うこと。言ってはならないことを言うこと。

⑨ **東雲**
日本の古語で、明け方のこと。東の空の様子を表した当て字。

⑩ **収納**
受け取ったあとに収めること。しまうこと。

⑪ **縮尺**
製図などで実物より小さく、一定の比率で描くこと。

⑫ **情景**
心に何かを感じさせる光景や場面。

⑬ **承諾**
聞き入れること、引き受けること。

⑭ **招致**
招いて来てもらうこと。

⑮ **所作**
行ない。身のこなし、しぐさ。また、演技のこと。

⑯ **浸食**
風や雨水、流水などが地盤や岩石などを徐々に削ること。

▽「二字熟語」～書けますか？……その⑤

① すいみん
□□時間を確保する

② ずぼし
□□をつく発言

③ すんし
□□ですが・・・

④ せいけつ
□□を保ちましょう

⑤ せいさい
彼はこのごろ□□を欠いている

⑥ せいりょく
一大□□となってきた

⑦ そうおん
□□問題の解決に乗り出す

⑧ そこう
□□が悪い

⑨ たいかん
□□をきたえましょう

⑩ たいくつ
□□な時間を過ごす

⑪ だんしょく
□□系でまとめられた室内

⑫ たんてき
□□に言うと・・・

⑬ ちまなこ
□□になって探している

⑭ ちょうい
□□を表す

⑮ ちょうじゅ
□□社会の課題

⑯ ちょうせい
□□ずみです

①
睡眠
眠ること。

②
図星
目当てのところ、急所。指摘が、まさにその通りであること。

③
寸志
いささかの志、贈り物のこと。へりくだった言い方。

④
清潔
汚れがなくきれいなこと。衛生的なこと。

⑤
精彩
生き生きと元気で、力にあふれた様子の表現。

⑥
勢力
勢《いきお》い、威勢。他をおさえ、支配下におく勢いと力。

⑦
騒音
やかましく不快に感じられる音のこと。

⑧
素行
普段の品行、行動のこと。

⑨
体幹
腹部、背中、胸部、太もも、腰、お尻の周りなどの総称。

⑩
退屈
何もすることがなく、あきあきとすること。

⑪
暖色
赤や黄色など、暖かそうな感じを抱かせる色のこと。

⑫
端的
明白なこと。てっとり早く要点だけをとらえるさま。

⑬
血眼
血走った目つきになるほど逆上したり激しい感情をもつこと。

⑭
弔意
人の死をいたみ、弔《とむら》う気持ち。

⑮
長寿
長生きすること。寿命が長いこと。

⑯
調整
ある基準に合わせて調子を整えたり、過不足を補うこと。

▽「二字熟語」～書けますか？……その⑥

① **つぶて**
「礫《れき》＝小石」が□ぶと、□礫《つぶて》になる

② **ていこく**
□□に出発します

③ **ていめい**
下位を□□している

④ **てんしょく**
□□だと思って頑張ります！

⑤ **とうじ**
酒造りの名人・□□に話を聞く

⑥ **どうしん**
自然の中で□□にかえる

⑦ **とうは**
百名山を□□する

⑧ **とうろく**
会員□□をする

⑨ **なにとぞ**
□□お願いいたします

⑩ **にゅうわ**
□□な顔立ち

⑪ **ぬきあし**
廊下を□□でそっと歩く

⑫ **ねぐせ**
髪の□□直しに時間がかかる

⑬ **のうこう**
疑いが□□だ

⑭ **のうりょう**
今週末は□□会です

⑮ **はっこう**
健康によい□□食品

⑯ **はんじゅく**
卵は□□にしてください

①
飛礫
小石を投げること。また投げられた小石のこと。

②
定刻
決められた時刻、一定の時刻のこと。

③
低迷
低いレベルのところをさまようこと。意気が上がらないこと。

④
天職
生まれながらの職務。天から与えられたように適した職業。

⑤
杜氏
酒を造る職人。また、酒造り職人衆を取り仕切る長。

⑥
童心
子どもの心。子どものような純真な気持ちのこと。

⑦
踏破
困難で長い道を歩き通すこと。

⑧
登録
原簿や帳簿などに記《しる》し載せること。

⑨
何卒
「どうにかしてください」「ぜひしてください」という意味。

⑩
柔和
やさしく穏やかな様子、おとなしい様子を表現する言葉。

⑪
抜足
音を立てないよう、足をそっと抜き上げるように歩くこと。

⑫
寝癖
寝ている間についた髪の毛の乱れ。就寝中の癖。

⑬
濃厚
こってりとした味のこと。また気配などが強い場合にも使う。

⑭
納涼
暑さを避けて涼しさを味わうこと。

⑮
発酵
酵素の作用による有機物の分解のこと。

⑯
半熟
生煮えや生焼きのこと。完全に熟していないこと。

▽「二字熟語」～書けますか?……その⑦

① ひきょう
□□の旅がブームに

② ひしょ
軽井沢は代表的な□□地です

③ びちく
万一のために非常食を□□しよう

④ ふくせん
これが□□だったのか!

⑤ ふしあな
あなたの目は□□ですか?

⑥ ふぜい
□□漂う庭園

⑦ ぶんざい
若造の□□で、なんたることか!

⑧ へいがい
それは将来の□□になります

⑨ へいがん
□□で受験します

⑩ べんかい
□□させてください

⑪ まぎゃく
□□のことが起きた

⑫ まなむすめ
目に入れても痛くない□□

⑬ みれん
心にはまだ□□が残っています

⑭ むじゅん
その結論には□□があります

⑮ めんみつ
□□な調査が行なわれた

⑯ もくれい
□□で軽く挨拶しました

① **秘境**
まだ人に知られていない所。人が入り込んでいない所。

② **避暑**
暑さを避けて涼しい所へ移動すること

③ **備蓄**
万一に備えて蓄えておくこと。

④ **伏線**
後で述べる事柄に関し、前のほうでほのめかすこと。

⑤ **節穴**
板の節のあとの穴。たとえで見抜く力のないことにも使う。

⑥ **風情**
味のある趣。風流なこと、その様子や気配のこと。

⑦ **分際**
程度、限界、数量。身のほど、身分のこと。

⑧ **弊害**
害になること。妨げになること。

⑨ **併願**
受験をするのに、複数の学校を志願すること。

⑩ **弁解**
言い訳をすること。その言い訳。

⑪ **真逆**
逆、正反対を強調する言葉。最近使われるようになった新語。

⑫ **愛娘**
非常にかわいがっている娘のこと。

⑬ **未練**
あきらめきれないこと。未熟だという意味もある。

⑭ **矛盾**
つじつまが合わないこと。物事の前と後が違うこと。

⑮ **綿密**
細かくて詳しいこと。念入りで手抜かりがないこと。

⑯ **目礼**
目を見合わせて軽く挨拶をすること。

【頭の柔軟体操テスト】□に同じ漢字を入れてください

①
間□　居□
□体　□図

②
逐□　同□
□寸　□任

③
情□　求□
□想　□妻

④
親□　自□
□上　□体

⑤
気□　制□
□巻　□勝

⑥
善□　改□
□役　□人

⑦
明□　根□
□記　□示

⑧
平□　保□
□易　□価

⑨
差□　変□
□人　□常

①

合

間《ま》合《あい》

居《い》合《あい》

合《がっ》体《たい》

合《あい》図《ず》

②

一

逐《ちく》一《いち》

同《どう》一《いつ》

一《いっ》寸《すん》

一《いち》任《にん》

③

愛

情《じょう》愛《あい》

求《きゅう》愛《あい》

愛《あい》想《そう》

愛《あい》妻《さい》

④

身

親《しん》身《み》

自《じ》身《しん》

身《しん》上《じょう》

身《しん》体《たい》

⑤

圧

気《き》圧《あつ》

制《せい》圧《あつ》

圧《あっ》巻《かん》

圧《あっ》勝《しょう》

⑥

悪

善《ぜん》悪《あく》

改《かい》悪《あく》

悪《あく》役《やく》

悪《あく》人《にん》

⑦

暗

明《めい》暗《あん》

根《ね》暗《くら》

暗《あん》記《き》

暗《あん》示《じ》

⑧

安

平《へい》安《あん》

保《ほ》安《あん》

安《あん》易《い》

安《あん》価《か》

⑨

異

差《さ》異《い》

変《へん》異《い》

異《い》人《じん》

異《い》常《じょう》

【頭の柔軟体操テスト】□に同じ漢字を入れてください

① 悪□　陰□　殺□　□持

② □才　□断　□哲　俊□

③ 天□　□人　鈍□　□量

④ 悪□　功□　人□　□育

⑤ 感□　旧□　□遇　□性

⑥ 孤□　□学　□居　単□

⑦ 遺□　換□　□訳　泣□

⑧ □去　□失　□食　罪□

⑨ 悪□　飲□　□気　□物

①
気

悪気《わるぎ》
陰気《いんき》
殺気《さっき》
気持《きもち》

②
英

英才《えいさい》
英断《えいだん》
英哲《えいてつ》
俊英《しゅんえい》

③
才

天才《てんさい》
才人《さいじん》
鈍才《どんさい》
才量《さいりょう》

④
徳

悪徳《あくとく》
功徳《くどく》
人徳《じんとく》
徳育《とくいく》

⑤
知

感知《かんち》
旧知《きゅうち》
知遇《ちぐう》
知性《ちせい》

⑥
独

孤独《こどく》
独学《どくがく》
独居《どっきょ》
単独《たんどく》

⑦
言

遺言《ゆいごん》
換言《かんげん》
言訳《いいわけ》
泣言《なきごと》

⑧
過

過去《かこ》
過失《かしつ》
過食《かしょく》
罪過《ざいか》

⑨
食

悪食《あくじき》
飲食《いんしょく》
食気《くいけ》
食物《くいもの》

第3章

知っていて当然

【三字熟語】

全256問

◎漢字三文字でできた「三字熟語」の成り立ちは様々です。二字熟語に一字を加えて意味を強めたり、反対語にしたり、そのものの形から漢字の意味を当てはめたり、はたまた漢字の読みから当て字にしたり、日本語の面白さが味わえます。言葉の奥深さを感じながら、問題を解いてみてください。

◎問題は五十音順に並んでいます。各問題の次ページに解答と熟語の意味解説を記しています。

◎読み・書き問題に楽しく挑戦……あなたは何問解けるでしょう？

◉自己採点しましょう

- ▷205 問正解 ……★★★【大変よくできました】
- ▷155 問正解 ……★★☆【よくできました】
- ▷105 問正解 ……★☆☆【もう少し頑張りましょう】

▽「三字熟語」～読めますか？……その①

①相合傘
②青瓢箪
③雨合羽
④天邪鬼
⑤如何様
⑥依怙地
⑦韋駄天
⑧無花果
⑨芋蔓式
⑩瓜実顔
⑪絵空事
⑫烏帽子
⑬往生際
⑭大袈裟
⑮御転婆
⑯御伽噺

① **あいあいがさ**

一本の傘を男女二人でさすこと。付き合っている二人のこと。

② **あおびょうたん**

成熟していない瓢箪《ひょうたん》のこと。やせて顔色の悪い人という意味も。

③ **あまがっぱ**

防雨、防雪のための外套《がいとう》。単に合羽《かっぱ》ということもある。

④ **あまのじゃく**

常に人に逆らったり、反対のことを言ったりしたりする人。

⑤ **いかよう**

どのよう、どんなふう、という意味の文語。

⑥ **いこじ**

あくまでも自分の意見を通そうとすること。意固地《いこじ》とも書く。

⑦ **いだてん**

速く走れる人のこと。もとはその特徴をもつ仏教の神。

⑧ **いちじく**

クワ科の樹木、その果実。卵型の花軸についた小さな花を食べる。

⑨ **いもづるしき**

芋の蔓《つる》をたぐり寄せるように、関係者などが次々に現れること。

⑩ **うりざねがお**

瓜の種に似た、色白で鼻筋の通ったやや細長い顔のこと。

⑪ **えそらごと**

現実とはかけ離れた空想の世界。でたらめなこと。

⑫ **えぼし**

昔、公家や武士が頭にかぶったもの。

⑬ **おうじょうぎわ**

死ぬ間際のこと。ぎりぎりまで追い詰められたときのこと。

⑭ **おおげさ**

物事や話を実際以上に誇張すること。

⑮ **おてんば**

活発に行動したり、いたずらをする若い女性のこと。

⑯ **おとぎばなし**

大人が子どもに語って聞かせる昔話や言い伝え。

▽「三字熟語」～読めますか？……その②

① 影武者	⑤ 勧進帳	⑨ 橋頭堡	⑬ 口達者
② 河川敷	⑥ 祇園祭	⑩ 今日日	⑭ 口下手
③ 空威張	⑦ 几帳面	⑪ 綺羅星	⑮ 倉敷料
④ 枯山水	⑧ 急先鋒	⑫ 食意地	⑯ 愚連隊

①
かげむしゃ
敵をだますために、大将などの身代わりとなる人のこと。

②
かせんしき
河川の周りの敷地のこと。河川法に定められている。

③
からいばり
誰も偉いと認めていないのに、うわべだけで威張《いば》ること。

④
かれさんすい
水を使わず、石や樹木などで山や川の様子を表した庭。

⑤
かんじんちょう
寺の建立のために寄付を募《つの》る旨を記した巻物のこと。

⑥
ぎおんまつり
京都の八坂神社の祭礼。日本三大祭りの一つ。

⑦
きちょうめん
性格や行動が、細かいところまできちんとしていること。

⑧
きゅうせんぽう
先頭に立ち、勢いよく意見を述べたり行動すること。

⑨
きょうとうほ
橋のたもとに構築した陣地。敵地に作った足掛かりになる陣地。

⑩
きょうび
今日この頃、いまどきという意味。

⑪
きらぼし
夜空にきらきらと光る星。才能ある人がたくさんいる様子。

⑫
くいいじ
欲張って食べようとする気持ち。食いしん坊のこと。

⑬
くちたっしゃ
話術が上手だったり、よどみなくしゃべれること。

⑭
くちべた
口達者の反対語で、話がうまくないこと。

⑮
くらしきりょう
倉庫に荷物を保管する料金のこと。

⑯
ぐれんたい
違法・暴力行為を働く不良仲間。「ぐれる」からできた言葉。

▽「三字熟語」～読めますか？……その③

①　形而上

②　下剋上

③　解毒剤

④　権柄尽

⑤　好一対

⑥　向日性

⑦　好事家

⑧　業突張

⑨　粉微塵

⑩　小半日

⑪　虚無僧

⑫　猜疑心

⑬　最高潮

⑭　雑魚寝

⑮　匙加減

⑯　五月雨

① **けいじじょう**

かたちを超越したもの。精神的、抽象的なもの。

② **げこくじょう**

下位の者が上位の者を押しのけて、勢いをふるうこと。

③ **げどくざい**

体内の毒を消す作用をもつ薬のこと。

④ **けんぺいずく**

権力にものを言わせて、強引に事を行なうこと。

⑤ **こういっつい**

調和のとれた二つのもの。似合いの夫婦のこともいう。

⑥ **こうじつせい**

植物の葉や茎が太陽のほうに向かって成長していく性質。

⑦ **こうずか**

もの好きな人。風変わりなものを好む人のこと。

⑧ **ごうつくばり**

強情で人の言うことを聞かないこと。またそういう人。

⑨ **こなみじん**

非常に細かく砕けること。塵《ちり》よりも小さくこなごなになる。

⑩ **こはんにち**

半日近く。かれこれ半日。

⑪ **こむそう**

編み笠をかぶり、尺八を吹いて全国を行《あん》脚《ぎゃ》する僧のこと。

⑫ **さいぎしん**

相手をねたみ、疑う気持ち。

⑬ **さいこうちょう**

最大限に盛り上がること。英語でクライマックス。

⑭ **ざこね**

大勢の人が入り混じって、ごろ寝をすること。

⑮ **さじかげん**

薬の調合。状況に応じて手を緩めたりして対応すること。

⑯ **さみだれ**

陰暦5月頃の長雨、梅雨のこと。切れ目なく続く様子。

▽「三字熟語」～読めますか？……その④

①直談判	⑤白無垢	⑨裾模様	⑬曾祖父
②三味線	⑥真骨頂	⑩頭陀袋	⑭走馬灯
③愁嘆場	⑦神通力	⑪蝉時雨	⑮素封家
④修験者	⑧素寒貧	⑫前哨戦	⑯駄洒落

① **じかだんぱん**
仲立ちをする人を抜かして、直接、相手にかけ合うこと。

② **しゃみせん**
三本の弦をバチで鳴らす、日本古来の楽器。

③ **しゅうたんば**
嘆き悲しむ様子が繰り広げられる場面のこと。

④ **しゅげんじゃ**
山野を巡り歩いて修行をする山伏《やまぶし》のこと。

⑤ **しろむく**
全身白づくめの衣装のこと。婚礼で花嫁が身に着ける衣装。

⑥ **しんこっちょう**
そのものが本来もっている姿。真価を表している姿のこと。

⑦ **じんつうりき**
自由自在にできる力のこと。「じんずうりき」でも可。

⑧ **すかんぴん**
ひどく貧乏なこと、全く金がないこと。そういう人のこと。

⑨ **すそもよう**
着物の裾《すそ》にあしらった模様のこと。礼服や訪問着に多い。

⑩ **ずだぶくろ**
もとは僧が首に下げた、携帯品を入れる袋。大きな袋のこと。

⑪ **せみしぐれ**
たくさんの蝉が鳴く様子を、時雨《しぐれ》が降る音にたとえた表現。

⑫ **ぜんしょうせん**
本格的な戦いが始まる前の小競り合いのこと。

⑬ **そうそふ**
祖母父の父親。とくに、祖父の父。ひいじじともいう。

⑭ **そうまとう**
回転するにつれ、影絵が回ってみえる灯《とう》篭《ろう》のこと。

⑮ **そほうか**
昔からの大金持ち、財産のある家のこと。

⑯ **だじゃれ**
機知に富んでいるとは言えない、つまらない洒落《しゃれ》のこと。

▽「三字熟語」〜読めますか？……その⑤

① 乳飲子	⑤ 付焼刃	⑨ 敵愾心	⑬ 道祖神
② 鳥瞰図	⑥ 突慳貪	⑩ 出鱈目	⑭ 唐変木
③ 手水鉢	⑦ 爪楊枝	⑪ 出歯亀	⑮ 篤志家
④ 猪口才	⑧ 出会頭	⑫ 出囃子	⑯ 丼勘定

①
ちのみご
母乳を飲んで育てられている幼児、乳児のこと。

②
ちょうかんず
高い所から地上を見おろしたように描かれた図のこと。

③
ちょうずばち
手を洗う水を入れてある鉢《はち》のこと。

④
ちょこざい
こざかしいこと、生意気なこと。また、そのような人。

⑤
つけやきば
その場しのぎのための間に合わせ、にわか仕込みのこと。

⑥
つっけんどん
無愛想でじゃけんな様子や対応をいう。

⑦
つまようじ
歯の間に詰まった物を取ったり、食べ物を突き刺す小さな楊枝。

⑧
であいがしら
出会った途端。両方向から来た人が顔を合わせる瞬間。

⑨
てきがいしん
敵に対して抱く憤りや、争おうとする意気込み、気持ち。

⑩
でたらめ
筋が通らない滅茶苦茶なこと。いい加減なこと。

⑪
でばがめ
女湯をのぞくような変態行為をする人物を指す。

⑫
でばやし
寄席で落語家が高座に上がるときの伴奏音楽。

⑬
どうそじん
道行く人を悪霊から守る神。集落の境などに置かれた。

⑭
とうへんぼく
間が抜けて道理が通じない人のこと。またその人を嘲《あざけ》る言葉。

⑮
とくしか
社会貢献に心を寄せ、援助などをする人のこと。

⑯
どんぶりかんじょう
細かく計算などしないで大雑把にお金の出し入れをすること。

▽「三字熟語」～読めますか？……その⑥

① 浪花節	⑤ 合歓木	⑨ 羽子板	⑬ 比丘尼
② 縄暖簾	⑥ 練羊羹	⑩ 端境期	⑭ 表六玉
③ 逃口上	⑦ 野垂死	⑪ 傍迷惑	⑮ 日和見
④ 微温湯	⑧ 野良着	⑫ 早合点	⑯ 昼行灯

①
なにわぶし
三味線を伴奏にした大衆的な語り物。浪《ろう》曲《きょく》ともいう。

②
なわのれん
縄で作った暖簾。居酒屋や一膳飯屋のことも指す。

③
にげこうじょう
罪や責任をまぬがれようと弁解する言葉のこと。

④
ぬるまゆ
あまり熱くない湯のこと。また甘やかされた環境のこと。

⑤
ねむのき
マメ科の落葉樹。夜になると葉が閉じるのが特徴。

⑥
ねりようかん
寒天にあんを練り混ぜて作る和菓子で、表面がなめらか。

⑦
のたれじに
道ばたなどに倒れて、看取る人もなく死ぬこと。

⑧
のらぎ
田畑で働くときに着る服のこと。

⑨
はごいた
羽子をつく柄のついた板。表には絵や押絵が施される。

⑩
はざかいき
物事の入れ替わり時期。もとは古米と新米の入れ替えの時期。

⑪
はためいわく
傍《そば》にいる人が被害を受け、困ること。

⑫
はやがてん
十分な確認をしないうちに納得してしまうこと。

⑬
びくに
出家して僧になった女性のこと。尼僧《にそう》という言い方もある。

⑭
ひょうろくだま
間の抜けた、おろかな人のこと。また、そんな人を嘲《あざけ》る言葉。

⑮
ひよりみ
形勢をうかがうばかりで、態度をはっきりとさせないこと。

⑯
ひるあんどん
ぼんやりしていて、役に立たない人のこと。昼行燈とも書く。

▽「三字熟語」～読めますか？……その⑦

① 無愛想	⑤ 仏頂面	⑨ 朴念仁	⑬ 眉唾物
② 不恰好	⑥ 不如意	⑩ 不如帰	⑭ 見巧者
③ 伏魔殿	⑦ 無頼漢	⑪ 法螺吹	⑮ 水垢離
④ 仏舎利	⑧ 屁理屈	⑫ 益荒男	⑯ 未曾有

①
ぶあいそう
つれなく突っけんどんなこと。すげない態度のこと。

②
ぶかっこう
みっともない姿、様子が悪いこと。

③
ふくまでん
悪魔が隠れている殿堂。悪事や陰謀が企《たくら》まれている場所。

④
ぶっしゃり
釈迦《しゃか》の遺骨のこと。舎利は梵《ぼん》語で遺骨、遺体を意味する。

⑤
ぶっちょうづら
無愛想な顔。不機嫌に膨れた顔つき。ふくれっ面のこと。

⑥
ふにょい
思うようにならないこと。生計が苦しくお金がないこと。

⑦
ぶらいかん
一定の職業がない、ごろつき、ならず者のこと。

⑧
へりくつ
筋が通らない理由、つまらない理屈のこと。

⑨
ぼくねんじん
無口で無愛想な人、頑固で物わかりの悪い人のこと。

⑩
ほととぎす
初夏に南から渡ってきて、山野で鳴くカッコウ科の小鳥。

⑪
ほらふき
おおげさなことや、嘘、いい加減なことを言う人。

⑫
ますらお
立派な男。雄々しい男性のこと。

⑬
まゆつばもの
怪しいこと。眉に唾をつけるとだまされないという故事から。

⑭
みごうしゃ
芝居など、物の見方が的確で上手に楽しめる人のこと。

⑮
みずごり
神仏に願をかけるときに、心身を清めるために冷水を浴びる。

⑯
みぞう
今までに一度もなかったような凄《すご》いこと。

▽「三字熟語」～読めますか？……その⑧

① 無一文	⑤ 目論見	⑨ 夕間暮	⑬ 流布本
② 昔気質	⑥ 八百長	⑩ 余所見	⑭ 錬金術
③ 胸算用	⑦ 自棄酒	⑪ 羅生門	⑮ 老婆心
④ 免罪符	⑧ 矢継早	⑫ 理不尽	⑯ 勿忘草

① むいちもん
金品を全くもっていないこと。

② むかしかたぎ
古風な性格のこと。義理がたいなど好感をもって使われる。

③ むなざんよう
心の中でお金を計算し、自分に得があるように思うこと。

④ めんざいふ
罪を犯しながらも、罰をまぬがれるための一時的免除証書。

⑤ もくろみ
自分だけの考えで周囲の合意を得ていない段階の計画。

⑥ やおちょう
あらかじめ勝敗を示し合わせ、それに合わせて競技すること。

⑦ やけざけ
どうにでもなれ、という捨て鉢な気持ちになってする飲酒。

⑧ やつぎばや
続けざまという意味。矢を続けて早く射る様子から。

⑨ ゆうまぐれ
夕方の薄暗い頃のこと。

⑩ よそみ
見るべき所とは別の方向を見ること。わき見のこと。

⑪ らしょうもん
平城京、平安京の正門。芥川龍之介の小説のタイトルにも。

⑫ りふじん
筋が通らないことを無理やりに進めること。

⑬ るふぼん
同じ原本から出た別の本で、普及している本のこと。

⑭ れんきんじゅつ
古代・中世、貴金属でないものを金に変えようとした技術。

⑮ ろうばしん
必要以上の親切心。忠告するときなどにへりくだって言う。

⑯ わすれなぐさ
英語を訳した言葉。春から夏に、青い小さな花をつける。

▽「三字熟語」～書けますか？……その①

① あいことば
味方の□□□を決めよう

② あいべや
学生時代に寮で□□□だった

③ あかんたい
北海道は□□□性の気候地域

④ あつげしょう
濃いメイク。反対語は薄□□

⑤ あんらくし
終末医療の□□□に賛成？　反対？

⑥ いっぺんとう
反対□□□の情勢です

⑦ いるす
都合の悪い相手に□□□を使う

⑧ うきよえ
葛飾北斎は江戸時代の□□□師です

⑨ うばぐるま
ベビーカーのことです

⑩ えどまえ
□□□寿司を食べたい

⑪ えんゆうかい
春の□□□に招待された

⑫ おおごしょ
□□□様と呼ばれた徳川家康

⑬ おおめだま
先生に□□□をくらう

⑭ おきみやげ
台風の□□□で町は大被害

⑮ おしもんどう
賛成・反対で□□□が続いている

⑯ おはこ
漢数字が二文字入ります。得意技です

① **合言葉**

前もって決めた合図の言葉。共通意識をもつための標語。

② **相部屋**

他人が同じ部屋に泊まること。複数の患者が入る病室。

③ **亜寒帯**

気候帯の一つで、温帯と寒帯の間にある。北海道が属する。

④ **厚化粧**

けばけばしいほど、おしろいや紅《べに》などを濃く化粧すること。

⑤ **安楽死**

助かる見込みがない病人を本人の希望により死なせること。

⑥ **一辺倒**

一方にだけに片寄ること。

⑦ **居留守**

家にいるのに、留守であるように振る舞うこと。

⑧ **浮世絵**

遊郭や芝居などを題材にした、江戸時代に発達した風俗画。

⑨ **乳母車**

乳幼児を乗せて歩く手押し車。

⑩ **江戸前**

江戸城の前の漁場のこと。ここで獲れる魚を江戸前といった。

⑪ **園遊会**

庭園に多くの客を招いて、飲食や余興などをする会。

⑫ **大御所**

その道の第一人者として勢力がある人のこと。

⑬ **大目玉**

目を大きくむくほどの激しいしかり方。

⑭ **置土産**

立ち去るときに残していく物や事柄のこと。

⑮ **押問答**

互いの言い合いが長く続き、どちらも引かないこと。

⑯ **十八番**

得意の芸。歌舞伎十八番を市川家が秘蔵としていたため。

▽「三字熟語」～書けますか？……その②

①かいじけん
名探偵《めいたんてい》が□□□の謎を解明

②かくかぞく
夫婦と子どもだけの構成です

③かくのうこ
飛行機を□□□で整備

④かんいっぱつ
ギリギリ、□□□で助かった

⑤きこうし
□□□のような顔立ち

⑥ぎもんふ
「?」は□□□です

⑦きょえいしん
彼は□□□のかたまりの男だ

⑧きんいっぷう
業績が良いので□□□が出た

⑨きんしがん
彼の物の見方は□□□的だ

⑩くいどうらく
京は着物、大阪は□□□

⑪げばひょう
次期社長の□□□に上がる

⑫げんせいりん
ブナの□□□で有名な白神山地

⑬けんぼうしょう
物忘れが多く□□□では、と心配

⑭こういってん
男性だらけのなかで□□□の彼女

⑮こうみょうしん
□□□にはやる、かられる

⑯ごじつだん
この話には□□□があります

① **怪事件**
どうして起きたのか不可解な事件。怪《あや》しい事件。

② **核家族**
夫婦と未婚の子どもからなる家族。家族の基本的単位。

③ **格納庫**
航空機などを入れておく建物。

④ **間一髪**
髪の毛一本の隙《すき》しかないくらい物事が逼《ひっ》迫《ぱく》していること。

⑤ **貴公子**
身分の高い家の男子。気品がある男子のこと。

⑥ **疑問符**
疑問を表す記号「？」のこと。

⑦ **虚栄心**
見栄を張りたがる心のこと。

⑧ **金一封**
賞金や寄付金などで金額を明示せず、紙に包んで贈るお金。

⑨ **近視眼**
目先のことだけにとらわれ、将来の見通しがつけられないこと。

⑩ **食道楽**
うまい物や珍しい物を食べるのを趣味とすること、またその人。

⑪ **下馬評**
当事者以外の人が勝手にするうわさや批評のこと。

⑫ **原生林**
昔からある姿のまま、人の手が入っていない自然の林。

⑬ **健忘症**
記憶力が減退したり消失する症状。もの忘れが多くなる。

⑭ **紅一点**
多くの男性の中に女性が一人混じること。

⑮ **功名心**
功を求め、名を上げたいと思う気持ち。

⑯ **後日談**
事件などが一応終わったあとの話。

▽「三字熟語」〜書けますか？……その③

①さいこうほう
エベレストはヒマラヤ山脈の□□□です

②さっぷうけい
何の飾り気ない□□□な部屋ですね

③さるまね
その表現は、あの人の□□□です

④さんばがらす
若手政治家・□□□

⑤しきんせき
この大役が彼の□□□となる

⑥じだんだ
□□□踏んで悔しがる

⑦しつらくえん
流行語にもなった渡辺淳一の代表作

⑧しょうちくばい
慶事の飾り、□□□

⑨しょうねんば
今日の交渉が□□□だ

⑩じょうやとう
一晩中消えることのない□□□

⑪すきまかぜ
昔の木造の家は□□□で寒かった

⑫ぜんごさく
事態の収拾を図り□□□を練る

⑬せんしゅうらく
明日は芝居の最終日・□□□です

⑭せんにゅうかん
会う前から□□□をもつのはいけません

⑮そうどういん
今夜は社員□□□で仕上げよう

⑯そくせんりょく
君を□□□として期待している

① **最高峰**
連山の中で一番高い峰《みね》。一番高い地位にある人や物。

② **殺風景**
面白味も飾り気もなく、興ざめする様子をいう。

③ **猿真似**
猿のように、考えもなくただ他人の真似をすること。

④ **三羽烏**
ある部門、流派などで特に優れた三人のことをいう。

⑤ **試金石**
金などを鑑定する石。転じて能力・価値などを見極めること。

⑥ **地団駄**
地を激しく踏むこと。地団太とも書く。

⑦ **失楽園**
アダムとイブの楽園追放の話に基づくミルトンの叙事詩。

⑧ **松竹梅**
祝い事に使うめでたいもの。ランク付けにも使う。

⑨ **正念場**
真価を発揮すべき重要な場面のこと。

⑩ **常夜灯**
一晩中つけておく明かりのこと。

⑪ **隙間風**
壁や障子などの隙間から吹き込む風のこと。

⑫ **善後策**
争いなどを終結させるのによい方策のこと。

⑬ **千秋楽**
相撲や芝居などの興行の最後の日のこと。

⑭ **先入観**
最初に頭に入った考え方、前もって作り上げた観念のこと。

⑮ **総動員**
全員を集めて事に当たらせること。

⑯ **即戦力**
教育や訓練をしなくても、すぐに実力を発揮する人のこと。

▽「三字熟語」～書けますか？……その④

① だいこくばしら 一家の□□□	⑤ たまむしいろ □□□の回答	⑨ ついちょうきん 脱税で□□□を取られた	⑬ ていじろ □□□で右か左か迷う
② だいさんしゃ 調査に当たる□□□委員会	⑥ ちしりょう □□□を超える毒薬	⑩ つちけいろ 大怪我で顔が□□□に	⑭ ていっぱい 今はこれで□□□です
③ だいしゃりん □□□の働き	⑦ ちゃばんげき あの言動は□□□としか見えない	⑪ つりてんじょう 震災で□□□が落ちて大被害	⑮ てかげん 少しくらい□□□してもよいのに
④ たちおうじょう 弁慶の□□□	⑧ ちょうほんにん 彼がこの事件の□□□だ	⑫ ていじげん 幼稚で□□□の会話	⑯ できごころ ちょっとした□□□

①
大黒柱
家の中心にある特に太い柱のこと。組織の中心の人のこと。

②
第三者
当事者ではなく、関係のない人のこと。

③
大車輪
精力的に働くこと。体操競技の鉄棒の技の一つでもある。

④
立往生
立ったまま死ぬこと。前進も後退もままならない状況。

⑤
玉虫色
光線の具合で違った色に見えること。曖《あい》昧《まい》なことにも使う。

⑥
致死量
薬剤などで、これ以上になると死に至る限界の量。

⑦
茶番劇
底がみえすいている、ばからしい振る舞いや行為のこと。

⑧
張本人
事件の起こるもとを作った人。首謀者《しゅぼうしゃ》のこと。

⑨
追徴金
あとから追加して取られるお金のこと。

⑩
土気色
土のような色。血の気のない顔色を表現するときに使う。

⑪
吊天井
吊り木や吊り金具などで吊られている天井のこと。

⑫
低次元
趣味・会話の内容が低いレベルにある様子を表す言葉。

⑬
丁字路
三つの道が合流する地点のこと。「丁」の字の形からいう。

⑭
手一杯
できる限りという意味と、これ以上はできないという意味。

⑮
手加減
あまり厳しくしないこと。手の感じで量などを知ること。

⑯
出来心
何かのはずみで、ふと湧き上がった悪い考え。

▽「三字熟語」～書けますか？……その⑤

① とうしんだい
□□□の銅像

② とうりゅうもん
デザイナーの□□□

③ どがいし
採算を□□□したサービス

④ どげざ
□□□を強要された

⑤ なきじょうご
酒に酔うと□□□になるとは……

⑥ なまいき
□□□な態度

⑦ にっしょうけん
□□□を守り、日当たりを確保

⑧ にとうぶん
公平にお菓子を□□□する

⑨ ぬかみそ
祖母に教わり、□□□を漬ける

⑩ ねまき
□□□姿で外を出歩かないように

⑪ のほうず
乱暴者が□□□に広がる

⑫ はいかぐら
湯水がこぼれ□□□が立つ

⑬ はくへいせん
敵味方入り混じり□□□の激闘

⑭ はこいりむすめ
彼女は□□□として育った

⑮ はだかいっかん
□□□でのし上がる

⑯ はてんこう
□□□な生き方

① **等身大**

人の体と同じ大きさのもの。自分の実力などに合っている。

② **登竜門**

成功するための関門のこと。

③ **度外視**

そのことを問題にしないこと、無視すること。

④ **土下座**

地面にひざまづいてする礼。現代では屈辱的な恭順の動作。

⑤ **泣上戸**

酒に酔うと泣き出す癖のある人のこと。

⑥ **生意気**

未熟なのに、知ったかぶりをしたり大きなことを言うこと。

⑦ **日照権**

生活環境において、太陽光を享受する権利。

⑧ **二等分**

同じ量や大きさに、物を二つに分けること。

⑨ **糠味噌**

糠《ぬか》に塩を混ぜたもの。野菜を漬けて糠漬《ぬかづ》けを作る。

⑩ **寝間着**

寝るときに着る服のこと。パジャマ。

⑪ **野放図**

ずうずうしく横柄な様子。際限がない、しまりがないこと。

⑫ **灰神楽**

火が残っている灰に水をかけたときに灰が舞い上がること。

⑬ **白兵戦**

銃・刀剣・槍などをもって，双方入り乱れてする戦い。

⑭ **箱入娘**

外に出さず大切にされた娘のこと。世間知らずの意味も。

⑮ **裸一貫**

元手などが全くない状態のことをいう。

⑯ **破天荒**

今まで誰もできなかったことをすること「天荒」とは未開の地。

▽「三字熟語」～書けますか？……その⑥

①びくしょう
頬に□□□を浮かべる

②びじょうぶ
□□□な若者

③ひとごこち
やっと□□□がついた

④ひゃくにんりき
彼がいてくれれば□□□だ

⑤びんぼうがみ
□□□には取りつかれたくない

⑥ぶあんない
□□□で申し訳ありません

⑦ふううんじ
時の□□□

⑧ふうぶつし
風鈴は夏の□□□

⑨ふうらいぼう
寅さんは□□□のように旅に出ます

⑩ふえて
酒は□□□でして……

⑪ふかかい
謎だらけの□□□な事件

⑫ふきげん
□□□そうな顔は見たくない

⑬ぶきよう
手先が□□□なので恥ずかしい

⑭ふくさよう
薬の□□□に注意を

⑮ふでぶしょう
□□□をお許しください

⑯ぶれいこう
今日は□□□で楽しもう！

①微苦笑
かすかな苦笑い。どう反応するべきか困ったときの微笑。

②美丈夫
立派な若者のこと。若くて美しい男子のこと。

③人心地
ほっとして人間らしい、生きている感じがすること。

④百人力
百人分の力を合わせたように強いこと、頼りになること。

⑤貧乏神
人や家を貧しくする神のこと。害をもたらす人のこと。

⑥不案内
道順や地理、またその方面の事情をよく知らないこと。

⑦風雲児
時勢に乗じて頭角を表し、活躍する人のこと。

⑧風物詩
季節の情緒をかもし出すような物や行事、風景など。

⑨風来坊
どこからともなく現れる人のこと。気ままに行動する人。

⑩不得手
得意でないこと。全くやらない、知らないこと。

⑪不可解
理解できない、わからないこと。

⑫不機嫌
機嫌が悪いこと。反対語は「上機嫌」。

⑬不器用
器用でないこと。「無器用」と書くこともある。

⑭副作用
薬品などの効果に伴って起こる、有害な働きのこと。

⑮筆不精
手紙や文章を書くのを面倒がること。「筆無精」とも書く。

⑯無礼講
身分の区別なく、礼儀も気にしなくてよい酒宴のこと。

▽「三字熟語」～書けますか？……その⑦

① べってんち
□□□を目指す

② ぼっこうしょう
あの人とは最近、□□□です

③ ほんちょうし
やっと□□□になってきた

④ まじめ
誠実で□□□な人です

⑤ みえぼう
粋がって□□□なのが玉にきず

⑥ みじたく
旅の□□□を整える

⑦ みなづき
6月の別名を□□□という

⑧ みみがくもん
聞きかじった□□□には自信あり

⑨ むきどう
常識外れの□□□な行動

⑩ むだぼね
努力が□□□に終わる

⑪ むてっぽう
準備不足で□□□な行ない

⑫ めぶんりょう
味付けは□□□です

⑬ めんどうみ
□□□がよい人

⑭ もくひけん
供述を拒否し、□□□を行使

⑮ もんがいかん
その分野については□□□です

⑯ もんきりがた
□□□の答弁に終始

①
別天地
この世以外の世界。今いる所とは全く環境の違う土地。

②
没交渉
やり取りや行き来がないい状態のこと。無関係なこと。

③
本調子
本来の実力、調子を出すこと。

④
真面目
真剣な態度や顔つきのこと。誠実であるという意味も。

⑤
見栄坊
周りによく思われるように自分を飾って見せる人のこと。

⑥
身支度
きちんと身なりを整えること。

⑦
水無月
陰暦6月の別名。俳句の季語は夏である。

⑧
耳学問
人から聞いて得た知識のことをいう。

⑨
無軌道
常識を踏みはずしたでたらめな振る舞いをいう。

⑩
無駄骨
苦労したかいがなく、徒労《とろう》に終わること。無駄骨折《むだぼねおり》の省略。

⑪
無鉄砲
何の考えもなく、むこうみずなこと。

⑫
目分量
目でみて見当をつけた、だいたいの量。

⑬
面倒見
あれこれと人の世話をすること。

⑭
黙秘権
容疑者が自分にとって不利な供述を拒否できる権利。

⑮
門外漢
専門家でない人のこと。そのことに関係のない人のこと。

⑯
紋切型
決まりきった様式や型。紋《もん》の形を切り抜くための型《かた》。

【頭の柔軟体操テスト】一字誤りの間違いさがしです

⑬ 土曜波	⑨ 打達巻	⑤ 汐干狩	① 紫日花
⑭ 針工養	⑩ 出染式	⑥ 修裸場	② 鮎開禁
⑮ 編西風	⑪ 点道虫	⑦ 新善美	③ 鍛治屋
⑯ 雪達間	⑫ 天夫羅	⑧ 数寄家	④ 桜全線

①
紫陽花《あじさい》
6月頃にがく片が発達した花を球状につける。色が変化する。

②
鮎解禁《あゆかいきん》
鮎は川魚の代表格。川釣りファンは解禁日が気になる。

③
鍛冶屋《かじや》
金属を打ち様々な器物を作ることを生業《なりわい》としている人。

④
桜前線《さくらぜんせん》
桜の開花はだんだん北へずれるので気象用語にたとえた。

⑤
潮干狩《しおひがり》
引き潮のあとの干潟で貝を獲る遊びのこと。

⑥
修羅場《しゅらば》
激しい闘争が繰り広げられる場面のこと。

⑦
真善美《しんぜんび》
認識上の真、道徳上の善、芸術上の美のこと。

⑧
数寄屋《すきや》
庭園の中に独立して建てられた茶室。茶室風の建物。

⑨
伊達巻《だてまき》
帯の下にしめる幅の狭い帯ずり身が入った渦巻状の卵焼き。

⑩
出初式《でぞめしき》
正月に消防士が行なう恒例の儀式。消防動作の型を演じる。

⑪
天道虫《てんとうむし》
名の由来は、枝先から太陽（天）に向かって飛び立つところから。

⑫
天婦羅《てんぷら》
ポルトガル語がなまったものと言われている。当て字。

⑬
土用波《どようなみ》
夏の土用（立秋前の18日間）になると波が高くなる。

⑭
針供養《はりくよう》
使えなくなった針を集めて寺や神社で供養する。

⑮
偏西風《へんせいふう》
南北両半球の中緯度地方の上層を一年中吹く西寄りの風。

⑯
雪達磨《ゆきだるま》
雪をかためて大小二つの玉を作り、達磨《だるま》の形にしたもの。

第4章

いつも使っているのに
意外と出てこない
【四字熟語】
全340問

◎日常生活の様々なシーンを、漢字四文字でズバリ表現する「四字熟語」。何気なく使っている言葉を思い出してみましょう。おまけで「五字・六字熟語」をラストに設問してあります。

◎問題は五十音順に並んでいます。各問題の次ページに解答と熟語の意味解説を記しています。

◎読み・書き問題に楽しく挑戦……あなたは何問解けるでしょう？

◉自己採点しましょう

- ▷270問正解……★★★【大変よくできました】
- ▷205問正解……★★☆【よくできました】
- ▷135問正解……★☆☆【もう少し頑張りましょう】

▽「四字熟語」～読めますか？……その①

① 愛情過多	⑤ 安心立命	⑨ 意思疎通	⑬ 有頂天外
② 悪戦苦闘	⑥ 意気消沈	⑩ 有為無常	⑭ 有耶無耶
③ 悪魔調伏	⑦ 異国情緒	⑪ 有象無象	⑮ 永劫回帰
④ 悪口雑言	⑧ 意識過剰	⑫ 内股膏薬	⑯ 永字八法

①
あいじょうかた
可愛がりすぎることで、我がままな子どもに育つ危険性も。

②
あくせんくとう
困難なことに立ち向かう、その努力を表す言葉。

③
あくまちょうぶく
祈りにより人に害を及ぼすものを従わせること。仏教用語。

④
あっこうぞうごん
悪口を並べたてて罵《ののし》ること。「あっこうぞうげん」も可。

⑤
あんしんりつめい
運命に身をまかせ安らかな心を保ち、動揺しないこと。

⑥
いきしょうちん
意気込みが衰えてしょげかえること。元気がないこと。

⑦
いこくじょうちょ
日本では味わえないような雰囲気や気分を表す言葉。

⑧
いしきかじょう
自分に対する周囲の目を、必要以上に気にすること。

⑨
いしそつう
考えていることや、気持ちがよく通じ合うこと。

⑩
ういむじょう
この世は常に移り変わり、はかないものであるという意味。

⑪
うぞうむぞう
数は多いが役に立たない人や物ばかりという状況を表す。

⑫
うちまたごうやく
その時の都合で自分の立場と意見を変える節操のない人を指す言葉。

⑬
うちょうてんがい
大喜びのこと。有頂天より更に高いところにある喜び。

⑭
うやむや
いいかげんなこと、曖昧《あいまい》にしておくこと。

⑮
えいごうかいき
同じものが永遠に繰り返されること。今の一瞬を大切に生きるべきだとする思想。

⑯
えいじはっぽう
「永」の字には漢字の上達に役立つ筆法の全てが含まれているという意味。

▽「四字熟語」～読めますか？……その②

① 応急措置
② 汚名返上
③ 過剰防衛
④ 佳人薄命
⑤ 緩急自在
⑥ 喜怒哀楽
⑦ 偶像崇拝
⑧ 空即是色
⑨ 空中楼閣
⑩ 軽慮浅謀
⑪ 元気溌剌
⑫ 行雲流水
⑬ 豪華絢爛
⑭ 広大無辺
⑮ 呉越同舟
⑯ 古色蒼然

① **おうきゅうそち**
急な事態に応じて仮の処置をすること。

② **おめいへんじょう**
悪い評判をくつがえすこと。返上とは「返す」の謙譲語。

③ **かじょうぼうえい**
自分を守るのに、相手の攻撃に対し度が過ぎた手段を講じること。

④ **かじんはくめい**
佳人とは美人のことで、美人は薄幸で命が短いという意味。

⑤ **かんきゅうじざい**
遅くしたり早くしたり、自在にあやつること。

⑥ **きどあいらく**
人がもっている様々な感情——喜び、怒り、哀しみ、楽しみを表す言葉。

⑦ **ぐうぞうすうはい**
神仏をかたどった像をあがめること。盲目的な信奉にも使う。

⑧ **くうそくぜしき**
現世の事物は実態がなく空《くう》であるという意味の仏教用語。

⑨ **くうちゅうろうかく**
蜃気楼《しんきろう》のこと。空に築く城のように、根拠がなく現実性に乏しいことのたとえ。

⑩ **けいりょせんぼう**
軽はずみで、よく考えられていない計画のこと。

⑪ **げんきはつらつ**
生気に満ちあふれている様子。活力があり勢いがあること。

⑫ **こううんりゅうすい**
物事に執着せず、自然の成り行きに身をまかせて行動すること。

⑬ **ごうかけんらん**
目がくらむほど美しく、華やかでぜいたくなこと。

⑭ **こうだいむへん**
限りなく広く大きいこと。無辺とは果てがないこと。

⑮ **ごえつどうしゅう**
仲が悪い関係でも、利害が一致すれば協力し合うという意味。

⑯ **こしょくそうぜん**
見るからに古めかしいこと。古びた趣があるという意味も。

▽「四字熟語」～読めますか？……その③

① 最後通牒	⑤ 自然淘汰	⑨ 証拠隠滅	⑬ 人権蹂躙
② 残念至極	⑥ 叱咤激励	⑩ 笑止千万	⑭ 真実一路
③ 自業自得	⑦ 衆人環視	⑪ 盛者必衰	⑮ 人心一新
④ 自己矛盾	⑧ 取捨選択	⑫ 情状酌量	⑯ 新陳代謝

①さいごつうちょう
最終的な要求のこと。受け入れられない場合は決裂する。

②ざんねんしごく
心残りがあり、悔しく無念でたまらないことの表現。

③じごうじとく
自分の行なった善悪の行為で、自ら苦楽の結果を招き受けること。仏教語。

④じこむじゅん
一人の人間の論理や行動が食い違い、つじつまが合わないこと。

⑤しぜんとうた
自然環境に適しているものだけが、自然に選ばれて生き残っていくこと。

⑥しったげきれい
叱咤は大声で怒ることだが、叱咤激励は励ます意味が強い。

⑦しゅうじんかんし
多くの人が周りを取り囲んで見ていること。

⑧しゅしゃせんたく
必要なものを取り、必要ないものを捨てること。

⑨しょうこいんめつ
事実を証明するものを隠したり、なくしたりすること。

⑩しょうしせんばん
この上なく、くだらなく、ばかばかしいこと。

⑪じょうしゃひっすい
勢いのある者はいつか滅びるということ。平家物語の冒頭の語。

⑫じょうじょうしゃくりょう
犯罪の諸事情をくみ取って、刑罰を軽くすること。

⑬じんけんじゅうりん
人権を侵害すること。蹂躙《じゅうりん》は踏みにじるという意味。

⑭しんじついちろ
嘘《うそ》いつわりのない心で、真っ直ぐに進むこと。

⑮じんしんいっしん
心を新たにすること。組織の幹部を入れ替える場合にも使う。

⑯しんちんたいしゃ
新しいものが古いものと入れ替わること。

▽「四字熟語」～読めますか？……その④

① 寸進尺退

② 青雲之志

③ 臍下丹田

④ 生殺与奪

⑤ 静寂閑雅

⑥ 清浄無垢

⑦ 精神一到

⑧ 青天白日

⑨ 勢力伯仲

⑩ 切歯扼腕

⑪ 是非善悪

⑫ 前後不覚

⑬ 千載一遇

⑭ 千差万別

⑮ 前途有望

⑯ 千変万化

①
すんしんしゃくたい
少し進んで大幅に退くこと。尺退は「せきたい」とも読む。

②
せいうんのこころざし
立身出世をして立派な人になろうとする気構えのこと。

③
せいかたんでん
臍《へそ》から三寸下あたりのこと。東洋医学等では健康に大切な部位。

④
せいさつよだつ
生きるも殺すも、与えるも奪うのも、意のままに支配すること。

⑤
せいじゃくかんが
ひっそりとしていて風情がある景色や雰囲気をいう。

⑥
せいじょうむく
清らかで汚れがないこと。仏教では煩悩がないこと。

⑦
せいしんいっとう
気を散らすことなく、一つに集中すれば目的を達成できる。

⑧
せいてんはくじつ
心にやましいことがないこと。はっきりしていること。

⑨
せいりょくはくちゅう
力が同じで優劣つけがたいこと。伯は長兄、仲は次兄。

⑩
せっしゃくわん
切歯は歯ぎしりのこと。非常に悔しがる様子の表現。

⑪
ぜひぜんあく
物事の良し悪しのこと。事物の判断の基準を示した言葉。

⑫
ぜんごふかく
正体がなくなること。飲酒が過ぎた場合によく使われる。

⑬
せんざいいちぐう
またとないよい機会のこと。千載は千年のこと。

⑭
せんさばんべつ
たくさんの物があり、種類も様々である様子の表現。

⑮
ぜんとゆうぼう
将来に見込みがあること。大成する感じがすること。

⑯
せんぺんばんか
様々に変化すること。千変は「せんぺん」と読んでもよい。

▽「四字熟語」～読めますか？……その⑤

① 糟糠之妻

② 荘厳華麗

③ 即身成仏

④ 粗製乱造

⑤ 尊王攘夷

⑥ 大山鳴動

⑦ 大政奉還

⑧ 他言無用

⑨ 断崖絶壁

⑩ 男尊女卑

⑪ 知行合一

⑫ 知足安分

⑬ 中途半端

⑭ 昼夜兼行

⑮ 長身痩躯

⑯ 沈着大胆

① **そうこうのつま**
貧しいときから苦労を共にした妻のこと。

② **そうごんかれい**
おごそかで美しいこと。主に寺社の建物や仏像に使われる。

③ **そくしんじょうぶつ**
即身とは生身のこと。生きたまま仏となることをいう。

④ **そせいらんぞう**
いい加減な作りの質の悪いものを、むやみに大量に作ること。

⑤ **そんのうじょうい**
天皇を尊《たっと》び外敵を打つという、江戸時代末期の政治思想。

⑥ **たいざんめいどう**
騒ぎは大きいが、結果は意外に小さいことをいう。

⑦ **たいせいほうかん**
江戸幕府が、国の統治権を天皇に返した歴史的な出来事をいう。

⑧ **たごんむよう**
他の人に漏らしてはいけないこと。無用は禁止という意味。

⑨ **だんがいぜっぺき**
険しく切り立った崖。切羽詰まった状況をいうことも。

⑩ **だんそんじょひ**
男性を尊び、女性は男性より劣っているという考え方。

⑪ **ちこうごういつ**
知識と行為は一体であり実践を伴ってこそ本当の知であるという陽明学の思想。

⑫ **ちそくあんぶん**
自分のことをよく知り、分《ぶん》をわきまえる。高望みをしないこと。

⑬ **ちゅうとはんぱ**
どちらともつかず徹底しないこと。中途とは道半ばの意味。

⑭ **ちゅうやけんこう**
昼も夜も続けて物事を行なうこと。不眠不休と同義語。

⑮ **ちょうしんそうく**
背が高くてやせていること。同義語で痩《そう》身長躯《しんちょうく》も使う。

⑯ **ちんちゃくだいたん**
落ち着いていていながら、思い切った行動にも出られる人。

▽「四字熟語」～読めますか？……その⑥

①追善供養

②低頭傾首

③丁稚奉公

④徹頭徹尾

⑤天涯孤独

⑥電光石火

⑦天井桟敷

⑧天真爛漫

⑨天変地異

⑩同床異夢

⑪如是我聞

⑫忍之一字

⑬年功序列

⑭背水之陣

⑮破顔一笑

⑯万物流転

①
ついぜんくよう
死者の冥福《めいふく》を祈って行なう供養。毎日の供養も年回忌も指す。

②
ていとうけいしゅ
頭を下げて謙虚に振る舞うこと。低頭も傾首も同じ意味。

③
でっちぼうこう
年少の頃から商家などの下働きをして働くこと。昔の言葉。

④
てっとうてつび
最初（頭）から最後（尾）まで。徹とは貫き通すこと。

⑤
てんがいこどく
身寄りがなく、ひとりぼっちなこと。天涯とは空の果て。

⑥
でんこうせっか
動作が早いこと。非常に短い時間のたとえでもある。

⑦
てんじょうさじき
劇場で後方にある最上部の席。見づらいので安価である。

⑧
てんしんらんまん
天真とは自然のままの本性。無邪気で純粋な様子をいう。

⑨
てんぺんちい
自然界の異変のこと。激しい地震や暴風などを指す。

⑩
どうしょういむ
同じ場所にいても、目的や考え方が異なることをいう。

⑪
にょぜがもん
このように聞きましたという意味で、経典の最初の言葉。

⑫
にんのいちじ
ひたすら辛抱したことを強調する言い方。

⑬
ねんこうじょれつ
勤続年数や年齢が増すに従って地位や賃金が上がる人事制度。

⑭
はいすいのじん
あとに引けない困難な状況で、必死に事に当たることをいう。

⑮
はがんいっしょう
顔をほころばせるように、にっこりと笑うこと。

⑯
ばんぶつるてん
全てのものは常に場所を変えて、移り変わるという意味。

▽「四字熟語」～読めますか？……その⑦

① 被害妄想

② 人身御供

③ 百家争鳴

④ 百鬼夜行

⑤ 疲労困憊

⑥ 武運長久

⑦ 複雑怪奇

⑧ 無事安穏

⑨ 不承不承

⑩ 片言隻句

⑪ 判官贔屓

⑫ 茫然自失

⑬ 泡沫候補

⑭ 本末転倒

⑮ 真一文字

⑯ 満身創痍

① **ひがいもうそう**
危害を与えられると、あり得ない思いにとりつかれること。

② **ひとみごくう**
神のいけにえになる、あるいは誰かの犠牲になる人のこと。

③ **ひゃっかそうめい**
様々な見解をもつ人が自由に意見を言い合うこと。

④ **ひゃっきやこう**
多くの悪人がはびこって、わがもの顔に振る舞うこと。

⑤ **ひろうこんぱい**
疲れはてること。困憊は疲れて弱ることで疲労を強調。

⑥ **ぶうんちょうきゅう**
戦場での幸運が長く続くこと。武人としての命運が長く続くこと。

⑦ **ふくざつかいき**
事情が込み入っていて、妖《あや》しく不思議でよくわからないこと。

⑧ **ぶじあんのん**
災いや心配なことがなく、やすらかで平穏であること。

⑨ **ふしょうぶしょう**
気が進まない、いやいやながら、しぶしぶという意味。

⑩ **へんげんせきく**
短い言葉という意味。短いが重みがあるという含みがある。

⑪ **ほうがんびいき**
弱いほうに味方をすること。判官は源義経のこと。はんがんも可。

⑫ **ぼうぜんじしつ**
気が抜けてぼんやりして、どうしたらよいかわからない状態。

⑬ **ほうまつこうほ**
選挙にあたって、支持者が非常に少ない候補者のこと。

⑭ **ほんまつてんとう**
物事の根本的なことと、そうでないことを取り違えること。

⑮ **まいちもんじ**
「一」の文字のように真っ直ぐなこと。

⑯ **まんしんそうい**
全身傷だらけであること。精神的な打撃を表す表現でもある。

▽「四字熟語」〜読めますか？……その⑧

① 無罪放免	⑤ 無理心中	⑨ 門外不出	⑬ 優勝劣敗
② 無知蒙昧	⑥ 無理無体	⑩ 唯一無二	⑭ 有名無実
③ 無手勝流	⑦ 名誉挽回	⑪ 唯我独尊	⑮ 勇猛果敢
④ 無味無臭	⑧ 滅私奉公	⑫ 優柔不断	⑯ 悠悠自適

① **むざいほうめん**

罪がないことが明らかになり、自由になること。

② **むちもうまい**

知恵もなく道理もわからないという意味。

③ **むてかつりゅう**

腕力によらず勝つこと。また自分流という意味もある。

④ **むみむしゅう**

味も香りもしないこと。何の特徴もないという意味も。

⑤ **むりしんじゅう**

同意しない相手を殺して、自死すること。

⑥ **むりむたい**

相手のことを考えずに、無理やりに強制すること。

⑦ **めいよばんかい**

一度失った信用や名声を、その後の行動で取り戻すこと。

⑧ **めっしほうこう**

自分の利益や欲望を捨てて、周りの人のために尽くすこと。

⑨ **もんがいふしゅつ**

外に出さず秘蔵すること。それだけ貴重であるという意味。

⑩ **ゆいいつむに**

一つきりであること。唯一も無二も同じ意味。

⑪ **ゆいがどくそん**

自分だけが優れていると、うぬぼれること。

⑫ **ゆうじゅうふだん**

いつまでもはっきりせず決断しないこと。

⑬ **ゆうしょうれっぱい**

優っている者が勝ち、劣っている者が負けること。

⑭ **ゆうめいむじつ**

名声は高いが、中身がなく実態が伴わないこと。

⑮ **ゆうもうかかん**

勇猛は勇ましく強い、果敢は決断力があるという意味。

⑯ **ゆうゆうじてき**

ゆったりとした気持ちで、思うままにゆっくり過ごすこと。

▽「四字熟語」～読めますか？……その⑨

① 妖怪変化	⑤ 力戦奮闘	⑨ 流転輪廻	⑬ 怜悧狡猾
② 容貌魁偉	⑥ 立身栄達	⑩ 冷却期間	⑭ 炉辺閑話
③ 欲求不満	⑦ 良風美俗	⑪ 霊魂不滅	⑮ 論功行賞
④ 落花狼藉	⑧ 臨機応変	⑫ 励声一番	⑯ 和敬清寂

① **ようかいへんげ**

まがまがしい化け物のこと。妖怪も変化も化け物のこと。

② **ようぼうかいい**

顔つきや体格が大きく立派なこと。魁偉は体格がよいこと。

③ **よっきゅうふまん**

望むことがかなえられず、気持ちがいらだつこと。

④ **らっかろうぜき**

女性に乱暴を働くこと。狼藉は狼の寝たあとの乱れた様子。

⑤ **りきせんふんとう**

全ての力を注いで努力をすること。

⑥ **りっしんえいたつ**

社会的に高い地位につくこと。

⑦ **りょうふうびぞく**

好ましく美しい風俗習慣のこと。

⑧ **りんきおうへん**

変化するその場の状況に応じて、適切な対応をすること。

⑨ **るてんりんね**

煩悩《ぼんのう》により生死を繰り返し、境界をさまようこと。

⑩ **れいきゃくきかん**

感情がおさまったり物事が落ち着くまでの一定の期間。

⑪ **れいこんふめつ**

人間の魂は肉体の死後も存在するという考え方。

⑫ **れいせいいちばん**

ここ一番というときに大きな声をあげること。

⑬ **れいりこうかつ**

怜悧は賢い、狡猾はずるいこと。合わせて悪賢《わるがしこ》いこと。

⑭ **ろへんかんわ**

炉ばたを囲んでする無駄話。雑談のことをいう。

⑮ **ろんこうこうしょう**

手柄や功績をきちんと把握して褒美《ほうび》を与えること。

⑯ **わけいせいじゃく**

茶道の精神は、主人と客は和《なご》み敬い、身辺は清く静かである。

▽「四字熟語」～□に入る漢字、書けますか？……その①

① □多憎生

② 悪□悪果

③ 悪事千□

④ 悪人□機

⑤ 阿世曲□

⑥ 暗□時代

⑦ 意気□合

⑧ 意志薄□

⑨ 衣装□楽

⑩ 医食同□

⑪ □千□千

⑫ 盂蘭□会

⑬ 雲□霧□

⑭ 永遠不□

⑮ 円□解決

⑯ 延□息災

①
愛多憎生《あいたぞうせい》
愛や恩を受けすぎると、憎まれることになるということ。

②
悪因悪果《あくいんあっか》
悪い行ないをしていると、いずれ罰を受けるという教え。

③
悪事千里《あくじせんり》
悪いことはまたたくまに広まる。「悪事千里を走る」の略。

④
悪人正機《あくにんしょうき》
悪人こそ往生するのがふさわしいと説いた親鸞の思想。

⑤
阿世曲学《あせいきょくがく》
世におもねるために学問の真理をまげること。

⑥
暗黒時代《あんこくじだい》
正義がない、あるいは文明が遅れている一定の期間のこと。

⑦
意気投合《いきとうごう》
気持ちや考えが一致し互いの気持ちが高揚すること。

⑧
意志薄弱《いしはくじゃく》
こうしようという気持ちや考えがはっきりしなくて弱いこと。

⑨
衣装道楽《いしょうどうらく》
高価な衣装を好んで着たり、贅沢《ぜいたく》をすること。また、その人。

⑩
医食同源《いしょくどうげん》
食事に注意することが病気予防になるという東洋医学の考え。

⑪
海千山千《うみせんやません》
物事の裏を知り尽くして平気で人をだます人のこと。

⑫
盂蘭盆会《うらぼんえ》
祖先の霊を祭る行事で、お盆と同義語。

⑬
雲散霧消《うんさんむしょう》
跡形もなく消えてしまうこと。雲消霧散、雲散鳥没は同義語。

⑭
永遠不滅《えいえんふめつ》
永久になくならないこと。

⑮
円満解決《えんまんかいけつ》
関係者一同が満足できるように問題が片付くこと。

⑯
延命息災《えんめいそくさい》
命を延ばして災いを終わらせる、つまりは無事なこと。

▽「四字熟語」～□に入る漢字、書けますか？……その②

① 黄金□割

② 大□呂敷

③ 傍□八□

④ 音□不通

⑤ 開□一番

⑥ 外□辞□

⑦ □人□様

⑧ 過小□価

⑨ □内安全

⑩ □慨無□

⑪ 危□一□

⑫ □承□結

⑬ 喜色満□

⑭ 規□緩和

⑮ 旧□依□

⑯ 急□直□

①
黄金分割《おうごんぶんかつ》
多くの人が美しいと感じる1対1.618の線分の比率のこと。

②
大風呂敷《おおぶろしき》
実現できそうにない話や計画。「大風呂敷を広げる」は、嘘をつくこと。

③
傍目八目《おかめはちもく》
はたで見ているほうが、当事者よりも適切な判断ができる。

④
音信不通《おんしんふつう》
便りや連絡、訪れが全くないこと。音信はいんしんとも読む。

⑤
開口一番《かいこういちばん》
口を開くやいなや、最初に口にする言葉のこと。

⑥
外交辞令《がいこうじれい》
相手に好印象を与える、口先だけのお世辞やお愛想のこと。

⑦
各人各様《かくじんかくよう》
人それぞれに考え方や、することが異なる。百人百様とも。

⑧
過小評価《かしょうひょうか》
物事を実際よりも低く見積もったり評価すること。

⑨
家内安全《かないあんぜん》
家族に事故や病気がなく、無事という意味。

⑩
感慨無量《かんがいむりょう》
はかりしれないほど、心に深く身にしみて感じること。

⑪
危機一髪《ききいっぱつ》
1本の髪の毛ほどのわずかな違いで危険にさらされる瀬戸際。

⑫
起承転結《きしょうてんけつ》
文章構成や物事の始まりから結びまでの理想的な順序のこと。

⑬
喜色満面《きしょくまんめん》
顔いっぱいに喜びがあふれている様子。

⑭
規制緩和《きせいかんわ》
規則の基準を下げるなどして、しばりを緩やかにすること。

⑮
旧態依然《きゅうたいいぜん》
昔のままで何の進歩も変化もないこと。

⑯
急転直下《きゅうてんちょっか》
事態や状況が急に変わり、すぐに結論が出ること。

▽「四字熟語」～□に入る漢字、書けますか？……その③

①　空□分解

②　□雄割拠

③　言□一致

④　恒□平和

⑤　巧□令色

⑥　巧遅拙□

⑦　荒唐□稽

⑧　極□非道

⑨　極楽往□

⑩　後□大事

⑪　□大妄□

⑫　孤□無□

⑬　渾□一体

⑭　再□再□

⑮　□方□土

⑯　□否□論

①
空中分解《くうちゅうぶんかい》

機体が飛行中にバラバラになるように、物事が途中で挫折する。

②
群雄割拠《ぐんゆうかっきょ》

多くの実力者が各地に勢力を張り、対立し合う状況のこと。

③
言行一致《げんこういっち》

はっきりとものを言い、言うことが実行されていること。

④
恒久平和《こうきゅうへいわ》

永遠に平和で、戦争がない状況が続くこと。

⑤
巧言令色《こうげんれいしょく》

相手の顔色を見て愛想のよいことなどを言い、媚《こ》びへつらう。

⑥
巧遅拙速《こうちせつそく》

上手だが遅いことよりも、下手でも速いほうがよいという意味。

⑦
荒唐無稽《こうとうむけい》

根拠がなく現実性に乏しいという意味。でたらめを指す言葉。

⑧
極悪非道《ごくあくひどう》

この上なく悪く、人の道にはずれていること。

⑨
極楽往生《ごくらくおうじょう》

この世を去って極楽浄土に生まれること。安らかに死ぬこと。

⑩
後生大事《ごしょうだいじ》

物を大切に保持すること。反感を込めて使われることもある。

⑪
誇大妄想《こだいもうそう》

自分の能力や境遇を、実際よりよいと思い込むこと。

⑫
孤立無援《こりつむえん》

ひとりぼっちで助けてくれる人がない状況をいう。

⑬
渾然一体《こんぜんいったい》

別の物が溶け合って区別がつかない様子を表す言葉。

⑭
再三再四《さいさんさいし》

たびたび、あるいは何度も繰り返すことを強調した表現。

⑮
西方浄土《さいほうじょうど》

極楽浄土のこと。仏教でははるか西の方にあるとされる。

⑯
賛否両論《さんぴりょうろん》

賛成と反対の両方の意見があること。

▽「四字熟語」〜□に入る漢字、書けますか？……その④

① 自給自□

② 試□錯誤

③ 事□承諾

④ 事実無□

⑤ □問□答

⑥ 弱肉□食

⑦ 終□一貫

⑧ 枝葉□節

⑨ 白□夜船

⑩ □離滅裂

⑪ □慮分別

⑫ 人□戦術

⑬ □酸甘苦

⑭ 紳□協□

⑮ □出□没

⑯ 陣□指□

①**自給自足**《じきゅうじそく》
必要な物は自分の手で作り、まかなうこと。

②**試行錯誤**《しこうさくご》
適切な方法などを見つけるために、いろいろと試してみること。

③**事後承諾**《じごしょうだく》
物事が終わったあとに承認すること。

④**事実無根**《じじつむこん》
根拠がなく真実ではないこと。根も葉もない嘘。

⑤**自問自答**《じもんじとう》
自分の問いに自分で答えること。似た言葉に一問一答がある。

⑥**弱肉強食**《じゃくにくきょうしょく》
弱者は強者に食われる。弱者の犠牲の上に強者が繁栄する。

⑦**終始一貫**《しゅうしいっかん》
初めから終わりまで、一つのことを貫き通すこと。

⑧**枝葉末節**《しようまっせつ》
物事の細かい部分のこと。主要ではないこと。

⑨**白河夜船**《しらかわよふね》
知ったかぶりのこと。ぐっすり眠っているという意味もある。

⑩**支離滅裂**《しりめつれつ》
ばらばらで筋道が通っていないこと。支離も滅裂も同じ意味。

⑪**思慮分別**《しりょふんべつ》
慎重に考え、道理にかなった判断をすること。

⑫**人海戦術**《じんかいせんじゅつ》
海に見えるほどの多くの人を投入して、何かを成し遂げること。

⑬**辛酸甘苦**《しんさんかんく》
経験を積み、世事・人情によく通じていること。

⑭**紳士協定**《しんしきょうてい》
非公式な国際間の協定。互いに礼儀正しく振る舞う意味も。

⑮**神出鬼没**《しんしゅつきぼつ》
自在に現れたり隠れたりして、居所がわからないこと。

⑯**陣頭指揮**《じんとうしき》
軍隊の先頭に立って指揮すること。長たる人が直接現場に出て指図《さしず》すること。

▽「四字熟語」～□に入る漢字、書けますか？……その⑤

① 水□思考	② 頭寒□熱	③ 頭脳□晰	④ □耕雨読
⑤ 精神□一	⑥ □□君子	⑦ 正□防衛	⑧ 生離死□
⑨ □後処置	⑩ 潜在意□	⑪ □身□霊	⑫ 前□未□
⑬ 前代□□	⑭ 前□多□	⑮ □男□女	⑯ □□工夫

①
水《すい》平《へい》思《し》考《こう》
理論や概念にとらわれず、問題解決のアイデアを生み出す方法。

②
頭《ず》寒《かん》足《そく》熱《ねつ》
頭を冷やして足元を温かくしておくこと。勉強や健康によい。

③
頭《ず》脳《のう》明《めい》晰《せき》
頭がよいこと。明晰とは、はっきりしているという意味。

④
晴《せい》耕《こう》雨《う》読《どく》
晴れたら農作業、雨が降れば読書をするような気ままな生活。

⑤
精《せい》神《しん》統《とう》一《いつ》
目的を果たすために、気持ちを集中させること。

⑥
聖《せい》人《じん》君《くん》子《し》
知識、人格ともすぐれた人のこと。

⑦
正《せい》当《とう》防《ぼう》衛《えい》
相手の暴力や不当な圧力から、やむを得ず身を守る行為。

⑧
生《せい》離《り》死《し》別《べつ》
この上なくつらい別れを表現する言葉。

⑨
善《ぜん》後《ご》処《しょ》置《ち》
事件や問題が発生したあと、きちんとした後始末をすること。

⑩
潜《せん》在《ざい》意《い》識《しき》
表に出ていなく、自覚がない精神の働きのこと。

⑪
全《ぜん》身《しん》全《ぜん》霊《れい》
身も心も全てという意味。

⑫
前《ぜん》人《じん》未《み》到《とう》
誰も到達していない偉業や記録をいう。

⑬
前《ぜん》代《だい》未《み》聞《もん》
今まで聞いたことがないような奇妙なこと。

⑭
前《ぜん》途《と》多《た》難《なん》
行く先々に多くの困難があること。

⑮
善《ぜん》男《なん》善《ぜん》女《にょ》
寺院や神社にお参りをする人々のこと。仏法に帰依《きえ》した男女。

⑯
創《そう》意《い》工《く》夫《ふう》
新しいことを考え出し、いろいろな手段を講ずること。

▽「四字熟語」〜□に入る漢字、書けますか？……その⑥

① 大安□日

② 大義□分

③ 大□役者

④ 大□不敵

⑤ 台風一□

⑥ □情□感

⑦ 他人□儀

⑧ 他□本願

⑨ 他□試合

⑩ □刀直入

⑪ □立不動

⑫ □烈無□

⑬ 亭主□□

⑭ □材□所

⑮ □□味噌

⑯ 天□一□

①
大《たい》安《あん》吉《きち》日《じつ》
物事を行なうのに縁起のよい日。

②
大《たい》義《ぎ》名《めい》分《ぶん》
守るべき道理や本分。行動するにあたり、掲《かか》げる目的や理由。

③
大《だい》根《こん》役《やく》者《しゃ》
芸の下手な役者。大根の白さと素人をかけたという説がある。

④
大《だい》胆《たん》不《ふ》敵《てき》
度胸があり、敵を敵とも思わず誰も恐れないことの表現。

⑤
台《たい》風《ふう》一《いっ》過《か》
台風が通り過ぎたということ。

⑥
多《た》情《じょう》多《た》感《かん》
感受性が強く、物事に感じやすいこと。

⑦
他《た》人《にん》行《ぎょう》儀《ぎ》
他人に接するように、よそよそしい振る舞いのこと。

⑧
他《た》力《りき》本《ほん》願《がん》
人の力や助けをあてにするだけで、自分で努力しないこと。

⑨
他《た》流《りゅう》試《じ》合《あい》
流派の違う相手と戦うこと。

⑩
単《たん》刀《とう》直《ちょく》入《にゅう》
前置きなしで本題に入ること。ずばりと核心をつくこと。

⑪
直《ちょく》立《りつ》不《ふ》動《どう》
真っ直ぐに立ち、身動きをしないこと。

⑫
痛《つう》烈《れつ》無《む》比《ひ》
比べるものがないほど、この上なく激しいこと。

⑬
亭《てい》主《しゅ》関《かん》白《ぱく》
夫がいばっていること。関白とは権力者という意味。

⑭
適《てき》材《ざい》適《てき》所《しょ》
その人に適した任務や地位につけること。

⑮
手《て》前《まえ》味《み》噌《そ》
自画自賛。自分の作った味噌が一番と自慢するところから。

⑯
天《てん》下《か》一《いっ》品《ぴん》
比べるものがないほど優れた物、あるいは人のこと。

▽「四字熟語」～□に入る漢字、書けますか？……その⑦

① 当□即妙

② 当□第一

③ 東奔□走

④ 得□満面

⑤ 独断専□

⑥ 内政□渉

⑦ 南蛮渡□

⑧ 女□禁制

⑨ 年□行事

⑩ □及効果

⑪ 白□撤回

⑫ 拍□喝采

⑬ 博覧□記

⑭ 薄□多□

⑮ □醒□睡

⑯ □面□師

①
当意即妙《とういそくみょう》
機転をきかせて、その場に適した対応をすること。

②
当代第一《とうだいだいいち》
その時代、その分野で最も優れた人のこと。

③
東奔西走《とうほんせいそう》
あちらこちらを走り回り、忙しくしているという意味。

④
得意満面《とくいまんめん》
思い通りになった喜びが顔いっぱいに表れている様子。

⑤
独断専行《どくだんせんこう》
自分だけの判断で、勝手に物事を進めていくこと。

⑥
内政干渉《ないせいかんしょう》
他の国の政治など、または他の組織に口を出し介入すること。

⑦
南蛮渡来《なんばんとらい》
ポルトガル人やスペイン人が日本にもたらしたということ。

⑧
女人禁制《にょにんきんせい》
女性が入ってはいけないということ。昔は寺や山が対象に。

⑨
年中行事《ねんちゅうぎょうじ》
節句など、毎年同じ時期に行なわれる日本古来の儀式や催し。

⑩
波及効果《はきゅうこうか》
だんだんと広い範囲に効き目が広がっていくこと。

⑪
白紙撤回《はくしてっかい》
決まっていたことを、何もなかった状態に戻すこと。

⑫
拍手喝采《はくしゅかっさい》
手をたたきながら、ほめたたえること。

⑬
博覧強記《はくらんきょうき》
知識が豊富なこと。強記は記憶力が優れているという意味。

⑭
薄利多売《はくりたばい》
利益の少ない物をたくさん売ることで売り上げを上げる手法。

⑮
半醒半睡《はんせいはんすい》
なかば醒《さ》め、なかば眠っている状態。夢うつつ。

⑯
反面教師《はんめんきょうし》
いいことではないが、逆に反省の対象としてお手本になる。

▽「四字熟語」～□に入る漢字、書けますか？……その⑧

① 眉□秀麗

② 百□繚乱

③ 百□百中

④ 表□一体

⑤ 品行□正

⑥ 風□明媚

⑦ 風林□山

⑧ □可抗力

⑨ 父□相伝

⑩ 夫□婦随

⑪ □眠□休

⑫ □和雷同

⑬ 粉□砕身

⑭ 文人墨□

⑮ 文□両□

⑯ □明□化

①
眉目秀麗《びもくしゅうれい》
顔立ちが整っていて美しいこと。眉目は容貌《ようぼう》を意味する。

②
百花繚乱《ひゃっかりょうらん》
才能や業績の優れた人がたくさんいることを表現する言葉。

③
百発百中《ひゃっぱつひゃくちゅう》
百回放って全て命中するように、狙い通りに事が進むこと。

④
表裏一体《ひょうりいったい》
相反する二つのものの関係が密接で切り離せないこと。

⑤
品行方正《ひんこうほうせい》
行ないや心がきちんとしていて正しいこと。

⑥
風光明媚《ふうこうめいび》
自然の景観が美しいこと。明媚は清らかで美しいという意味。

⑦
風林火山《ふうりんかざん》
物事への適切な行動規範として、武田信玄が旗印とした言葉。

⑧
不可抗力《ふかこうりょく》
人の力では何ともしがたい、大きな力のこと。主に自然現象。

⑨
父子相伝《ふしそうでん》
学術や技芸の真髄を父から子へ伝えること。

⑩
夫唱婦随《ふしょうふずい》
夫が言い出し妻が従うこと。夫婦仲が良いことのたとえ。

⑪
不眠不休《ふみんふきゅう》
眠らず休まず事を行なうこと。一生懸命さ、大変さを表す言葉。

⑫
付和雷同《ふわらいどう》
自分の考えがなく、他人の言動に同調すること。

⑬
粉骨砕身《ふんこつさいしん》
骨身を惜しまずに働き、一生懸命に努力すること。

⑭
文人墨客《ぶんじんぼっかく》
作家や詩人、書家などの総称。ぶんじんぼっきゃくでも可。

⑮
文武両道《ぶんぶりょうどう》
勉強とスポーツのどちらにも優れていること。

⑯
文明開化《ぶんめいかいか》
文化の水準が高くなること。日本では明治時代初期を指す。

▽「四字熟語」～□に入る漢字、書けますか？……その⑨

① 平和□存	⑤ 豊年□作	⑨ 無□大食	⑬ 迷惑千□
② 変□自在	⑥ 抱□絶倒	⑩ □者修行	⑭ 免許□伝
③ 放□高論	⑦ 本□転倒	⑪ 無□透明	⑮ 面□一□
④ 放蕩□味	⑧ 苗□帯刀	⑫ 名所□跡	⑯ □答□用

①
平和共存《へいわきょうぞん》
社会体制が異なる国同士でも戦争をせずに共存できるという考え。

②
変幻自在《へんげんじざい》
思いのままに変化すること。変わり身が早いこと。

③
放言高論《ほうげんこうろん》
思うままに自由に議論をすること。高論は優れた議論。

④
放蕩三昧《ほうとうざんまい》
遊びにおぼれて勝手気ままにすること。

⑤
豊年満作《ほうねんまんさく》
農作物が豊かに実り、たくさんの収穫をあげること。

⑥
抱腹絶倒《ほうふくぜっとう》
腹をかかえて転げまわるほどの大笑いをすること。

⑦
本末転倒《ほんまつてんとう》
物事の大事なことと、そうでないことが逆転すること。

⑧
苗字帯刀《みょうじたいとう》
姓を名乗り刀をさすこと。江戸時代の身分証明の象徴。

⑨
無芸大食《むげいたいしょく》
これといった芸がなく、食べるだけは人並み以上という意味。

⑩
武者修行《むしゃしゅぎょう》
学問や技芸をきわめるため、諸国へ行くこと。

⑪
無色透明《むしょくとうめい》
透き通っていて色もついていないこと。

⑫
名所旧跡《めいしょきゅうせき》
景色が良い場所と、歴史的な事件や建造物などのあった場所。

⑬
迷惑千万《めいわくせんばん》
とても迷惑なこと。千万は並外れて数が多いこと。

⑭
免許皆伝《めんきょかいでん》
師匠が弟子に学問や技芸の奥義を伝授すること。

⑮
面目一新《めんもくいっしん》
今までと違う高い評価を得ること。外見などが変わること。

⑯
問答無用《もんどうむよう》
問いに対して答えないこと。話し合いの余地がないこと。

▽「四字熟語」～□に入る漢字、書けますか？……その⑩

① 薬石□効

② □害無益

③ 勇□百倍

④ 有□之美

⑤ 有職□実

⑥ □断大敵

⑦ 用意周□

⑧ 陽動□戦

⑨ 雷同□加

⑩ 流言□語

⑪ □妻□母

⑫ 理□整然

⑬ 連□連敗

⑭ 連□責□

⑮ □若男女

⑯ 和魂□才

①
薬《やく》石《せき》無《む》効《こう》
医者の治療も薬も効き目がないこと。

②
有《ゆう》害《がい》無《む》益《えき》
害だけがあって、何の利益も得もないこと。

③
勇《ゆう》気《き》百《ひゃく》倍《ばい》
物事を恐れない気持ちにあふれること。励ましに応える言葉。

④
有《ゆう》終《しゅう》之《の》美《び》
終わりまで尽力すること。最後の出来上がりが立派なこと。

⑤
有《ゆう》職《そく》故《こ》実《じつ》
朝廷の法令や儀式・風俗・習慣のこと。それを研究する学問。

⑥
油《ゆ》断《だん》大《たい》敵《てき》
気を抜いたり注意を怠ると失敗するという戒めの言葉。

⑦
用《よう》意《い》周《しゅう》到《とう》
準備に手抜かりがなく手配が行き届いていること。

⑧
陽《よう》動《どう》作《さく》戦《せん》
わざと目立つ行為で本来の意図から敵の注意をそらす戦術。

⑨
雷《らい》同《どう》付《ふ》加《か》
他人の意見に乗じて自分の考えを付け加えること。

⑩
流《りゅう》言《げん》飛《ひ》語《ご》
根拠のない、いい加減なうわさのこと。飛語は蜚語とも書く。

⑪
良《りょう》妻《さい》賢《けん》母《ぼ》
夫には良き妻、子には賢い母という、女性の理想像の一つ。

⑫
理《り》路《ろ》整《せい》然《ぜん》
話や考え方に筋道が通っていること。理路は論理の筋道。

⑬
連《れん》戦《せん》連《れん》敗《ぱい》
負け戦が続くこと。

⑭
連《れん》帯《たい》責《せき》任《にん》
二人以上の人が共同で負う責任のこと。

⑮
老《ろう》若《にゃく》男《なん》女《にょ》
老人と若者、男性と女性、様々な人がいる状態を指す。

⑯
和《わ》魂《こん》洋《よう》才《さい》
日本固有の精神をもちながら、西洋の知識もあること。

【おまけ】「五字熟語」～□に入る漢字、書けますか？……その①

① □手不□手

② 阿多□風邪

③ 小田原□定

④ 御□並拝見

⑤ □見世興行

⑥ □妙□天烈

⑦ 結婚□□日

⑧ □嘩□成敗

⑨ 五十□百□

⑩ 三□一両□

⑪ □意識□剰

⑫ 自□車□業

①
得《え》手《て》不《ふ》得《え》手《て》
人には得意なことと不得意なことがあるという意味。

②
阿《お》多《た》福《ふく》風《か》邪《ぜ》
両耳の下が腫れる感染症。阿多福面のように下ぶくれの顔になることから。

③
小《お》田《だ》原《わら》評定《ひょうじょう》
いつまでも決まらない相談、話し合いのことをいう。評定は相談のこと。

④
御《お》手《て》並《なみ》拝《はい》見《けん》
手並とは技量のこと。本当にできるかどうかを冷ややかに見る場合に使われる。

⑤
顔《かお》見《み》世《せ》興行《こうぎょう》
一座の役者が全員出演する、特別な芝居のこと。

⑥
奇《き》妙《みょう》奇《き》天烈《てれつ》
普通ではない不思議なこと。奇天烈はこのうえないという意味。

⑦
結《けっ》婚《こん》記《き》念《ねん》日《び》
結婚した日と同じ月日を指し、毎年その日に結婚したことを祝う。

⑧
喧《けん》嘩《か》両《りょう》成《せい》敗《ばい》
成敗とは裁きや処罰のこと。喧嘩は双方に非があるという考え方。

⑨
五《ご》十《じゅっ》歩《ぽ》百《ひゃっ》歩《ぽ》
どちらも大きな差がないことを意味する言葉。

⑩
三《さん》方《ぽう》一《いち》両《りょう》損《ぞん》
大岡裁きに由来する言葉で、関係者一同が損をする結果になる場合に使う。

⑪
自《じ》意《い》識《しき》過《か》剰《じょう》
他に対する自己を意識しすぎること。自分が他人にどう見られるかを気にしすぎること。

⑫
自《じ》転《てん》車《しゃ》操《そう》業《ぎょう》
絶えず資金繰りに追われる苦しい経営状況をいう。

【おまけ】「五字熟語」～□に入る漢字、書けますか？……その②

① 助兵衛□性

② □持無沙汰

③ 十□二十重

④ 日常□飯事

⑤ 白髪三千□

⑥ 費用□効□

⑦ 不特□多□

⑧ 歩□者天□

⑨ 本来□一物

⑩ 三□一文字

⑪ □様□真似

⑫ 洛中洛□図

①
助兵衛《すけべえ》根性《こんじょう》

好色な気持ち。転じて気が多く様々なことに手を出すことをいう。

②
手持無沙汰《てもちぶさた》

することがなく退屈なこと。所在がない様子を表す。

③
十重二十重《とえはたえ》

幾重にも多く重なるさま。城を十重二十重に取り囲む、と使う。

④
日常茶飯事《にちじょうさはんじ》

日常的に起こる平凡な物事や行動のこと。

⑤
白髪三千丈《はくはつさんぜんじょう》

心配事が積もることのたとえ。出典は李白の漢詩。

⑥
費用対効果《ひようたいこうか》

かけた費用に対してどのくらいの効果が生まれるかをいう。

⑦
不特定多数《ふとくていたすう》

傾向や性質などが異なる個々の集まりで、その集まりの規模が大きいこと。

⑧
歩行者天国《ほこうしゃてんごく》

通常車道とされている部分を曜日や期間により歩行者に開放すること。

⑨
本来無一物《ほんらいむいちもつ》

禅宗の考え方。執着すべきものは何一つないということ。

⑩
三十一文字《みそひともじ》

五・七・五・七・七の形式をもつ短歌、和歌のこと。

⑪
見様見真似《みようみまね》

他人のしていることをそばで見て、それを真似ること。

⑫
洛中洛外図《らくちゅうらくがいず》

京都の市街と郊外の景観や風俗を描いた屏風絵。制作の年代ごとに特徴がある。

【おまけ】「六字熟語」～□に入る漢字、書けますか？……その①

① 一□性双生□

② 一挙□一投□

③ 我□我□亡者

④ □謝□激雨霰

⑤ 口八□手八□

⑥ □右衛門□呂

⑦ 十一面□世音

⑧ 非□事□宣言

⑨ 鳥□人□戯画

⑩ 話□分□八合

⑪ 未完□交響□

⑫ 恋□至□主義

①
一卵性双生児《いちらんせいそうせいじ》
一つの受精卵が二つの個体に分かれて生まれた双子の子どものこと。

②
一挙手一投足《いっきょしゅいっとうそく》
細かな一つひとつの動作や行動と言う意味。一挙一動と同じ。

③
我利我利亡者《がりがりもうじゃ》
自分だけの利益を追求する人。正しい心を失った人への悪口にも使われる。

④
感謝感激雨霰《かんしゃかんげきあめあられ》
深く感動・感激したという思いを伝えるため、多くの感謝の言葉を伝えること。

⑤
口八丁手八丁《くちはっちょうてはっちょう》
話も行ないも達者なこと。もとは褒《ほ》め言葉であるが、反感を交えて使うことも。

⑥
五右衛門風呂《ごえもんぶろ》
風呂桶を直火で温め、高温の底に踏板を置く。盗賊・石川五右衛門の故事から。

⑦
十一面観世音《じゅういちめんかんぜおん》
全方向を見守り、苦界の人を見つけるために頭上に十一の顔を載せた菩薩像。

⑧
非常事態宣言《ひじょうじたいせんげん》
秩序や治安が重大な危機に陥る場合に宣言が出され、規制がひかれる。

⑨
鳥獣人物戯画《ちょうじゅうじんぶつぎが》
自在な描線による白描《はくびょう》戯画巻の傑作。一般に鳥獣戯画ともいう。

⑩
話半分腹八合《はなしはんぶんはらはちごう》
人の話は誇張が多く、その半分を信じるくらいで聞き、食事は腹八分目がよい。

⑪
未完成交響曲《みかんせいこうきょうきょく》
シューベルトの交響曲第8番の通称。第3楽章が未完成のため、この名がある。

⑫
恋愛至上主義《れんあいしじょうしゅぎ》
恋愛を人間における最高の価値と考える思想・思考形態を指す。

●ど忘れ現象を防ぐ会
歳を重ねるにつれ、思い出しづらくなっていく記憶や情報、知識を、どうすればスムーズに思い出せるのか、忘れっぽい脳の鈍化をどう防ぐのかを、日々ゲーム感覚で研鑽している中高年の研究会。

会員には、ライターや編集者、介護職員、会社役員、飲食店店主など、多士済々のメンバーが名を連ねている。代表者は、元・総合出版社の編集総責任者の松田順三が務める。

著書に『もの忘れ、認知症にならない 思い出しテスト』『もの忘れ、認知症にならない 中学社会 思い出しテスト』『もの忘れ、認知症にならない 漢字 思い出しテスト』『もの忘れ、認知症にならない 新・思い出しテスト』『もの忘れ、認知症にならない 有名人穴埋めテスト』『もの忘れ認知症にならない 常識 思い出しテスト』（いずれも弊社刊）がある。

もの忘れ、認知症にならない
四字熟語・ことわざ 思い出しテスト

2015年10月12日　第1刷発行

編　者——ど忘れ現象を防ぐ会

発行人——杉山　隆

発行所——コスモ21
〒171-0021　東京都豊島区西池袋2-39-6-8F
☎03（3988）3911
FAX03（3988）7062
URL http://www.cos21.com/

印刷・製本——中央精版印刷株式会社

落丁本・乱丁本は本社でお取替えいたします。

本書の無断複写は著作権法上での例外を除き禁じられています。

購入者以外の第三者による本書のいかなる電子複製も一切認められておりません。

©Dowasuregenshowofusegukai 2015 , Printed in Japan
定価はカバーに表示してあります。

ISBN978-4-87795-324-9 C0030

60歳からの脳トレ

もの忘れ、認知症にならない 漢字思い出しテスト

楽しんで挑戦すれば、サビついた脳が活性化!!

何度でもトライすることで、トレーニング効果が期待。この一冊で漢字に親しみながら「ど忘れ現象」を防止へ。自己採点も忘れずに

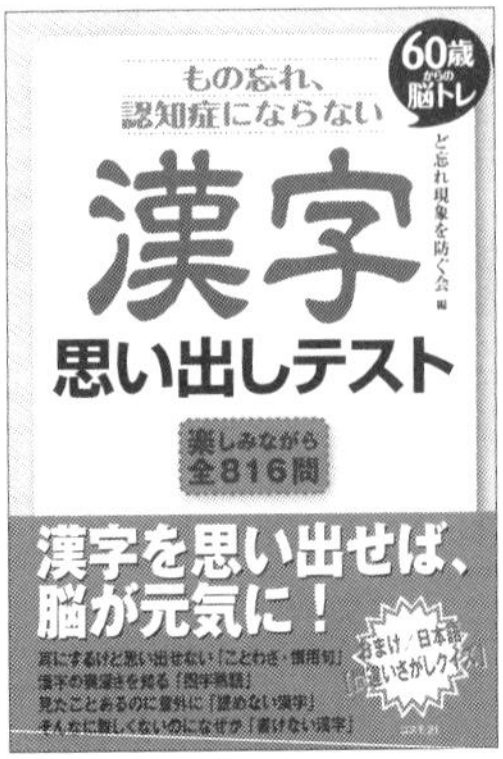

ど忘れ現象を防ぐ会［編］
四六判160頁
本体価格**1200**円＋税

本書の主な内容

第1章 耳にするけど思い出せない【ことわざ・慣用句】〔全112問〕
第2章 漢字の奥深さを知る【四字熟語】〔全256問〕
第3章 見たことあるのに意外に【読めない漢字】〔全220問〕
第4章 そんなに難しくないのになぜか【書けない漢字】〔全180問〕
★おまけ 日本語【間違いさがしクイズ】〔全48問〕

8万部突破

楽しみながら全**816**問 あなたは何問、解けるでしょうか!?

大好評　超人気本　話題沸騰！

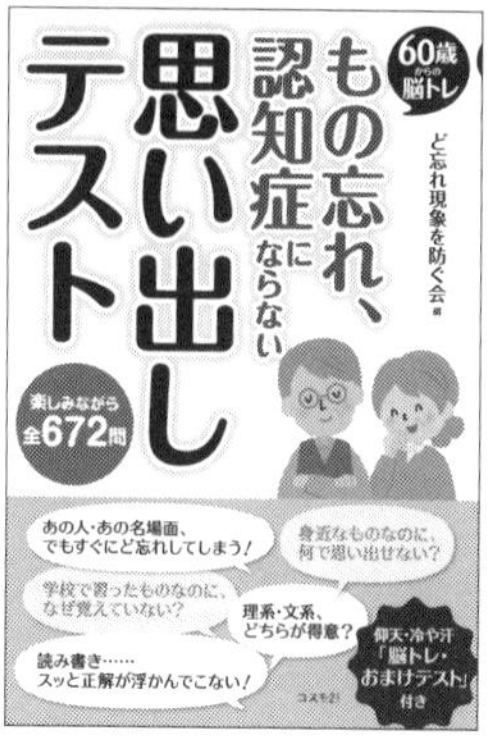

もの忘れ、認知症にならない　思い出しテスト

10万部

楽しみながら全672問

喉まで出かかっているものを思い出せないと、誰でもイライラします。また、焦りで心が乱されることも……。本書は、中高年の方を対象に、頭の奥底に眠ったままの記憶情報を呼び醒ますためのトレーニング本です。質問という刺激で脳を揺さぶり、サビを落とし、脳を活性化しましょう。

ど忘れ現象を防ぐ会編■四六判160頁1000円＋税

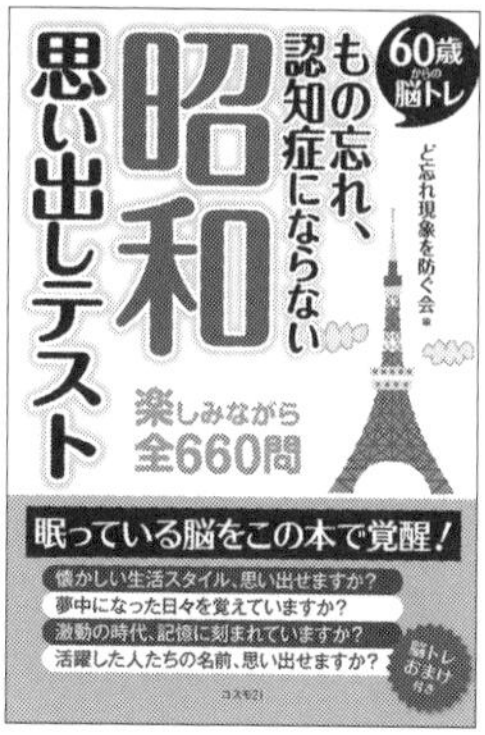

もの忘れ、認知症にならない　昭和　思い出しテスト

4万部

楽しみながら全660問

懐かしい時代、激動の時代、昭和……。日本人にとって「昭和」という時代は特別なもの。本書は「昭和の時代」を懐かしく思い出す「脳トレ本」。頭と心の奥底にたまっている記憶を、質問という刺激でゆさぶり、サビ付きかかった脳を活性化させましょう。

ど忘れ現象を防ぐ会編■四六判160頁1000円＋税

大好評　超人気本　話題沸騰！

もの忘れ、認知症にならない　有名人穴埋めテスト

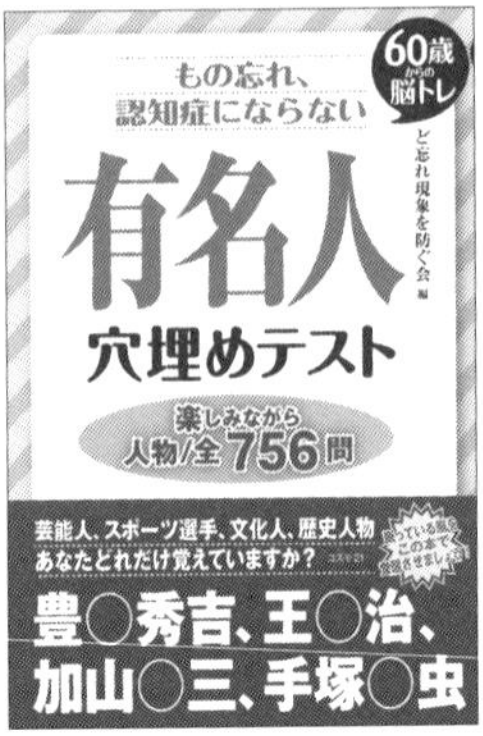

楽しみながら全756問

芸能人、スポーツ選手、文化人、歴史人物、あなたはどれだけ覚えていますか？学校で学んだこと、テレビ・新聞で見聞きしたこと、映画館や劇場、球場などで鑑賞・観戦したこと、この1冊で有名人の「名前」や「エピソード」を思い出して脳を刺激させましょう。

ど忘れ現象を防ぐ会編■四六判160頁1200円＋税

もの忘れ、認知症にならない　常識　思い出しテスト

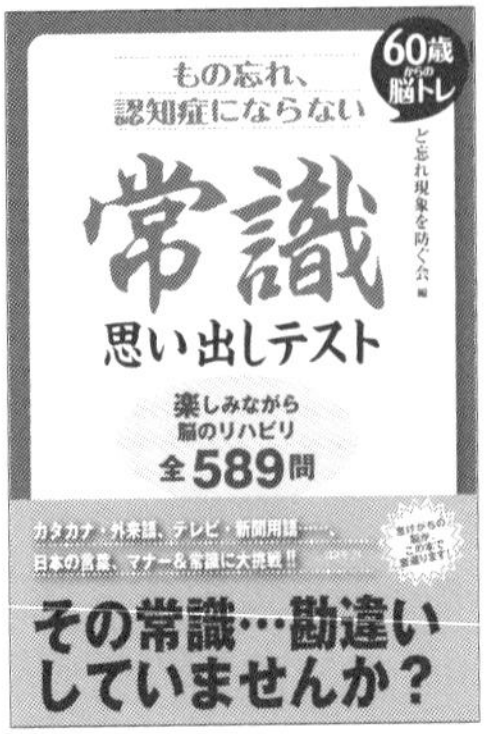

楽しみながら全589問

社会の一員として誰もがもっている価値観や知識である「常識」。だが、常識と思い込んでいたのに実は勘違いしていた、とか、正しいと思い込んでいたのに、実は誤解していると指摘され、思わぬ恥をかいた経験ありませんか？日本人としての集大成とも言える「常識度」を本書でチェックしましょう。

ど忘れ現象を防ぐ会編■四六判160頁1200円＋税

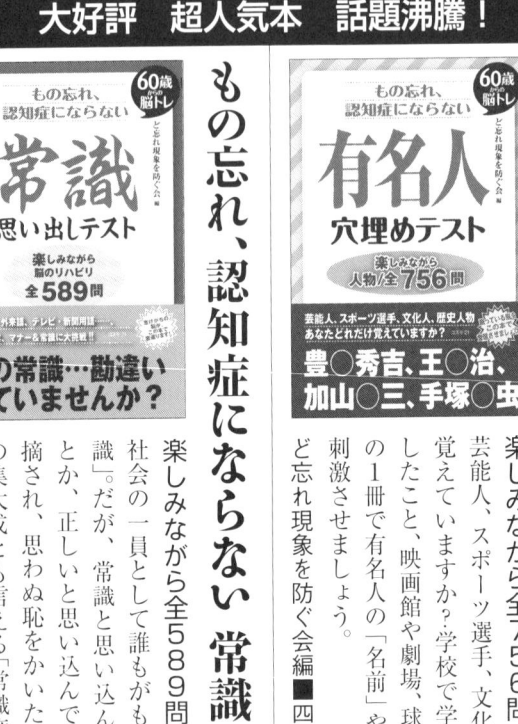